Haiju Chirayath

Revisão da Neuropatia Diabética

Haiju Chirayath

Revisão da Neuropatia Diabética

Imprint

Any brand names and product names mentioned in this book are subject to trademark, brand or patent protection and are trademarks or registered trademarks of their respective holders. The use of brand names, product names, common names, trade names, product descriptions etc. even without a particular marking in this work is in no way to be construed to mean that such names may be regarded as unrestricted in respect of trademark and brand protection legislation and could thus be used by anyone.

Cover image: www.ingimage.com

This book is a translation from the original published under ISBN 978-3-330-00719-2.

Publisher:
Sciencia Scripts
is a trademark of
Dodo Books Indian Ocean Ltd. and OmniScriptum S.R.L publishing group

120 High Road, East Finchley, London, N2 9ED, United Kingdom
Str. Armeneasca 28/1, office 1, Chisinau MD-2012, Republic of Moldova, Europe
Printed at: see last page
ISBN: 978-620-7-90580-5

Índice:

Capítulo 1

1.1 Visão geral da diabetes

A diabetes mellitus é uma das doenças mais antigas conhecidas pela humanidade, tendo o primeiro registo dos seus sintomas sido documentado em rolos de papiro pelos antigos egípcios há cerca de 3500 anos(1). O papiro de Ebers contém uma descrição de uma doença caracterizada por micção excessiva, que se crê ser a primeira descrição da diabetes. A diabetes pode ser considerada como um estado de ação reduzida da insulina, que ocorre como resultado da diminuição da disponibilidade de insulina ou da diminuição da eficácia da insulina(2). Esta situação conduz a níveis de glucose demasiado elevados e a sintomas clínicos como a sede e o aumento da produção de urina, que ocorrem secundariamente ao efeito osmótico dos níveis elevados de glucose. O termo diabetes tem origem no grego "*diabainein*" que significa "atravessar"; uma referência à produção excessiva de urina. Um nível elevado de glicose no sangue é a marca registada da diabetes e desempenha um papel central no diagnóstico desta doença e na fisiopatologia das suas complicações. No entanto, os efeitos deletérios da diabetes resultam de múltiplos factores, tais como alterações do metabolismo lipídico, alterações do metabolismo celular e produção de metabolitos nocivos para a vasculatura. A diabetes não é uma doença única, mas um grupo geneticamente heterogéneo de doenças que partilham um fator comum: a intolerância à glicose. É uma verdadeira doença multissistémica que pode afetar quase todos os sistemas orgânicos do corpo, causando uma variedade de complicações debilitantes e potencialmente fatais. Atualmente, cerca de 415 milhões de adultos em todo o mundo têm diabetes e, em 2040, este número aumentará para 642 milhões(3). stA natureza multissistémica desta doença, a falta de uma cura, a sua cronicidade e a sua prevalência crescente combinam-se para representar uma séria ameaça à saúde global no século XXI.

1.2 Definição e classificação da diabetes

A OMS definiu a diabetes como uma doença metabólica de etiologia múltipla, caracterizada por hiperglicemia crónica com perturbações do metabolismo dos hidratos de carbono, das gorduras e das proteínas, resultante de defeitos na secreção de insulina, na ação da insulina ou em ambas(4).

O atual sistema de classificação da diabetes mellitus da OMS baseia-se na sua etiologia(4). Este sistema divide a diabetes em 4 grupos principais: Diabetes tipo 1, diabetes tipo 2, diabetes gestacional e outros tipos (Quadro 1).

Quadro 1: Classificação da OMS para a Diabetes Mellitus(4)

DIABETES MELLITUS TIPO 1	Autoimune
	Idiopático
DIABETES MELLITUS TIPO 2	
DIABETES GESTACIONAL	
OUTROS TIPOS ESPECÍFICOS	Defeitos genéticos da função das células P
	Defeitos genéticos da ação da insulina
	Doenças do pâncreas exócrino
	Endocrinopatias
	Diabetes induzida por medicamentos ou produtos químicos
	Infecções
	Formas pouco comuns de diabetes imunomediada
	Outras síndromes genéticas

1.3 Diagnóstico da diabetes

O diagnóstico de diabetes é feito com um nível de glucose no plasma em jejum >7,0 mmol/L em duas ocasiões distintas ou com um teste oral de tolerância à glucose (GTT). O GTT é mais sensível para o diagnóstico da diabetes do que a glucose plasmática em jejum(5). É utilizado para o diagnóstico quando os níveis de glucose no sangue são equívocos, durante a gravidez ou em estudos epidemiológicos(4). O teste é precedido de um jejum noturno até ao início do teste, durante o qual apenas se pode beber água. Após a colheita da amostra em jejum, o indivíduo ingere 75 g de glucose dissolvida em água. As amostras de sangue são recolhidas 2 horas após a carga do teste. O diagnóstico de diabetes mellitus é feito se a glicose no plasma venoso em jejum for >7,0 mmol/L ou se o valor da carga de glicose 2 horas após o teste for >11,1 mmol/L. O diagnóstico de diabetes gestacional é feito durante a gravidez se uma doente (sem diagnóstico prévio de diabetes) preencher estes critérios, ou os critérios de tolerância à glucose diminuída (IGT), que é a glucose plasmática venosa em jejum <7,0 mmol/L e a carga de glucose 2 horas após >7,8 mmol/L.

1.4 Diabetes tipo 1

A diabetes tipo 1 caracteriza-se pela destruição autoimune mediada por células p dos ilhéus, o que leva a uma ausência total ou quase total de secreção endógena de insulina(4). A insulina é necessária para a sobrevivência e para evitar o desenvolvimento de cetoacidose, coma e morte. A diabetes tipo 1 é predominantemente uma doença da infância e apresenta-se normalmente antes dos 35 anos de idade(5). Um grande estudo multicêntrico realizado na Europa demonstrou que a incidência desta doença é muito mais elevada no grupo etário dos 0-14 anos do que no grupo etário dos 15-29 anos(6). Foi demonstrado que a incidência da diabetes tipo 1 na Europa está a aumentar a uma taxa média de 3,4%, sendo a maior taxa de aumento observada em crianças dos 0 aos 4 anos de idade(7). Existe uma variação étnica e geográfica acentuada da diabetes tipo 1; a sua incidência é elevada na Finlândia, Suécia e Noruega e baixa na China e na América do Sul(7). Existe uma baixa predisposição genética para desenvolver este tipo de diabetes e os anticorpos para as células p são frequentemente observados na altura do diagnóstico(4).

Os resultados laboratoriais incluem hiperglicemia, cetonúria, níveis séricos de insulina e de péptido C baixos ou indetectáveis e auto-anticorpos contra componentes das células p das ilhotas (5).

1.5 Diabetes tipo 2

A diabetes tipo 2 deve-se a uma insensibilidade à insulina combinada com uma falha na secreção de insulina que é superada por uma hiper-secreção, resultando numa deficiência relativa de insulina(5). Esta é a forma mais comum de diabetes e existe uma forte predisposição genética. As razões específicas para o desenvolvimento destas anomalias permanecem desconhecidas. Os doentes com esta doença são geralmente obesos e tendem a ser mais velhos, embora a doença possa ocorrer em qualquer idade e em indivíduos magros. No entanto, tem-se notado uma tendência recente para um início mais precoce da diabetes tipo 2, à medida que a obesidade em crianças e adolescentes se torna mais prevalente(8).

Associações importantes da diabetes tipo 2(5) incluem:

- História familiar de diabetes (em particular, pais ou irmãos com diabetes)
- Obesidade (> 20% acima do peso corporal ideal ou IMC > 25 kg/m)^2
- Etnia (Africanos, Asiáticos, Hispânicos e Nativos Americanos)
- Idade > 45 anos

- Glicose de fixação do ar previamente identificada (IFG)
  ou tolerância à glucose diminuída (IGT)
- Hipertensão (> 140/90 mmHg em adultos)

- Nível de colesterol HDL <1,0 mmol/L (< 0,38 g/L) e/ou um nível de triglicéridos > 2,3 mmol/L (> 2,0 g/L)
- Redução da atividade física

- História anterior de diabetes gestacional ou parto de bebés com mais de 4,5 kg

1.6 Complicações da diabetes

As complicações metabólicas da diabetes incluem situações de emergência como a cetoacidose diabética e o estado hiperglicémico hiperosmolar. No entanto, a morbilidade e a mortalidade da diabetes devem-se principalmente ao seu efeito nos vasos sanguíneos. A diabetes pode ser considerada uma doença vascular porque todas as principais complicações, como a doença isquémica do coração, a doença cerebrovascular, a insuficiência renal, a cegueira e as amputações, estão direta ou indiretamente relacionadas com os efeitos da diabetes na função dos vasos sanguíneos. Por conseguinte, é importante compreender as alterações estruturais e fisiológicas que a diabetes induz nos vasos sanguíneos.

Os vasos sanguíneos podem ser divididos em microvasos e macrovasos, consoante as suas dimensões. Os microvasos são a unidade funcional básica do sistema cardiovascular, incluindo arteríolas, capilares e vénulas(9). Diferem dos macrovasos na sua estrutura, componentes celulares e função   .

Os macrovasculares fornecem sangue aos órgãos, os microvasos desempenham um papel importante na manutenção da pressão sanguínea e na distribuição adequada de nutrientes. A microcirculação também tem sistemas reguladores que controlam a permeabilidade vascular e as respostas miogénicas que podem adaptar o fluxo sanguíneo de acordo com as necessidades metabólicas locais(10). A microcirculação difere dos macrovasculares tanto na sua arquitetura como nos seus componentes celulares. Em contraste com os macrovasculares que fornecem sangue aos órgãos, os microvasos desempenham papéis importantes na manutenção da pressão sanguínea e no fornecimento adequado de nutrientes.

A superfície mais interna da parede do vaso sanguíneo é constituída por uma única camada de células denominada endotélio. Forma a interface entre o fluxo sanguíneo e a parede do vaso sanguíneo. Anteriormente considerado como uma camada inerte de células, sabe-se agora que regula o tónus vasomotor, segregando vários factores vasoactivos que modulam tanto o relaxamento como a constrição dos vasos sanguíneos. A disfunção das células endoteliais e das células musculares lisas são as principais características da vasculopatia diabética, o que, em última análise, conduz a um estado pró-inflamatório/pro-trombótico(11). Por sua vez, isto causa uma miríade de complicações associadas à aterotrombose.

As complicações da diabetes têm sido divididas em complicações macrovasculares e microvasculares. As complicações macrovasculares incluem a doença arterial coronária, a doença arterial periférica e o acidente vascular cerebral. As complicações microvasculares incluem a nefropatia diabética, a neuropatia e a retinopatia(12). Foi demonstrado que as complicações microvasculares e macrovasculares se desenvolvem simultaneamente na diabetes(13) e são independentes umas das outras(14). A linha de demarcação entre os mecanismos patogénicos envolvidos nas complicações microvasculares e macrovasculares da diabetes é pouco nítida. A disfunção endotelial liga as complicações micro e macrovasculares e precede geralmente a microalbuminúria(15).

Capítulo 2

2.1 Visão geral da neuropatia diabética

A neuropatia diabética (ND) é a forma mais comum de neuropatia nos países desenvolvidos do mundo. É responsável por mais hospitalizações do que todas as outras complicações diabéticas combinadas e é responsável por 50% a 75% das amputações não traumáticas(16). A incidência anual de ND em diabéticos é de aproximadamente 2%, e a incidência de neuropatia ao longo da vida foi estimada em 37% a 45% para pacientes com diabetes tipo 2 e 54% a 59% para pacientes com diabetes tipo 1(17).

No estudo EURODIAB IDDM Complication Study (que incluiu 3250 doentes), a prevalência global de neuropatia em 16 países europeus foi de 28%(18). No Rochester Diabetic Neuropathy Study, esta afectava quase 60% dos indivíduos, embora fosse sintomática apenas em cerca de 15%(19). A ND é o principal fator de risco associado à ulceração do pé, amputação, quedas, fracturas e traumatismo crânio-encefálico(20). A ulceração do pé é o precursor da gangrena e da perda do membro. A neuropatia aumenta o risco de amputação em 1,7 vezes, 12 vezes se houver deformidade (que por si só é uma consequência da neuropatia) e 36 vezes se houver história de ulceração prévia(21).

Atualmente, a ND é uma das complicações mais comuns da diabetes e manifesta-se geralmente mais cedo na diabetes tipo 2 do que na diabetes tipo 1(22). Um estudo demonstrou que 8,3% dos doentes tinham ND na altura do diagnóstico e esta prevalência aumentou para 41,9% 10 anos mais tarde(23). Um grande estudo com 15.692 doentes diabéticos no Reino Unido estimou que o risco de sintomas neuropáticos dolorosos na diabetes tipo 2 era aproximadamente o dobro do da diabetes tipo 1(24). Este estudo também demonstrou que um terço de todos os doentes diabéticos da comunidade apresentava sintomas de neuropatia dolorosa e que a DN dolorosa era mais prevalente nas mulheres e nas pessoas de origem sul-asiática.

Até 50% dos doentes neuropáticos podem ser assintomáticos(16). A primeira indicação quantitativa objetiva da doença é uma anormalidade dos testes de condução nervosa (CN), uma vez que os sintomas clínicos estão frequentemente ausentes nas fases iniciais(25). A DN pode apresentar-se com sintomas e sinais clínicos inespecíficos e insidiosos que progridem lentamente. Como estes sintomas podem mimetizar os observados em muitas outras doenças, a DN só pode ser confirmada após a exclusão destas condições. O abuso de álcool, a deficiência de vitamina B12, os medicamentos neurotóxicos, a doença renal, a neuropatia desmielinizante inflamatória crónica, a neuropatia hereditária e a vasculite são as causas potenciais adicionais mais comuns de uma neuropatia periférica. 10% a 50% dos indivíduos com diabetes podem ter uma causa potencial adicional de uma neuropatia periférica e alguns podem ter mais do que uma causa(26).

Embora se pensasse anteriormente que as alterações patológicas dos nervos ocorriam após o início da diabetes, existem atualmente provas crescentes de que os doentes podem sentir dor mesmo com tolerância à glicose diminuída (IGT)(27). No estudo MONICA/KORA Augsburg Survey, a prevalência de neuropatia periférica dolorosa foi de 13,3% nos indivíduos diabéticos, 8,7% nos indivíduos com IGT, 4,2% nos indivíduos com glicemia de jejum diminuída (IFG) e 1,2% nos indivíduos com tolerância normal à glicose(28). Os indivíduos com doença macrovascular parecem ser propensos à dor neuropática. Os factores de risco mais importantes da ND e da dor neuropática nestes inquéritos foram a idade, a obesidade e a baixa atividade física, enquanto a comorbilidade predominante foi a doença arterial periférica, salientando o papel primordial dos factores de risco e das doenças cardiovasculares na ND. A ocorrência de neuropatia está correlacionada com a duração da DM, com o mau controlo glicémico e com a presença de retinopatia e nefropatia(29).

Os achados mais característicos da DN são a degenerescência distal e sensorial predominante das fibras nervosas, a perda axonal e a microangiopatia endoneural(30). Tanto as fibras nervosas de grande como de pequeno calibre são afectadas. A perda da sensação mediada por fibras pequenas resulta na perda da perceção térmica e da dor, ao passo que o comprometimento das fibras grandes resulta na perda da perceção do tato e da vibração. Algumas das alterações anatómicas conhecidas das fibras nervosas que ocorrem na DN incluem a degenerescência axonal, a perda de células de Schwann, a desmielinização focal, a diminuição da densidade das fibras nervosas intraepidérmicas e a perda de vasos sanguíneos(31). A diabetes está também associada a uma regeneração axonal deficiente após lesão de nervos periféricos(32).

Embora o desafio da ND seja assustador, foi demonstrado que o diagnóstico e o tratamento precoces ajudarão a reduzir o impacto futuro da ND na saúde mundial.

Uma maior sensibilização do público para esta complicação comum dos diabéticos desempenhará um papel importante na sua atenuação nos próximos anos.

2.2 <u>Definições de Neuropatia Diabética</u>

Foram utilizadas várias definições por diferentes grupos para descrever os muitos aspectos da ND, uma vez que esta doença causa uma variedade de alterações patológicas diferentes na estrutura e função nervosas. A neuropatia diabética foi definida pela Associação Americana de Diabetes (ADA) como "a presença de sintomas e/ou sinais de disfunção dos nervos periféricos em pessoas com diabetes após a exclusão de outras causas"(33). O grupo de peritos em neuropatia diabética de Toronto definiu a polineuropatia sensório-motora diabética (DSPN) como uma polineuropatia sensório-motora simétrica, dependente do comprimento, atribuível a alterações metabólicas e microvasculares resultantes da exposição crónica à hiperglicemia e a covariáveis de risco cardiovascular(25). A Associação Internacional para o Estudo da Dor definiu a dor neuropática periférica (NP) na diabetes como "dor que surge como consequência direta de anomalias no sistema somatossensorial periférico em pessoas com diabetes"(34). A neuropatia autonómica diabética (NAD) foi definida como uma perturbação do sistema nervoso autónomo no contexto da diabetes ou dos distúrbios metabólicos da pré-diabetes, após a exclusão de outras causas(25). A NAD pode afetar os sistemas cardiovascular, gastrointestinal (GI) e urogenital, bem como a função sudomotora.

O grupo de peritos em Neuropatia Diabética de Toronto definiu os critérios mínimos para a ND típica da seguinte forma(25):

1. <u>Possível DN.</u>

A presença de sintomas ou sinais de ND pode incluir o seguinte: sintomas - diminuição da sensibilidade, sintomas sensoriais neuropáticos positivos (por exemplo, "dormência adormecida", formigueiro ou punhalada, ardor ou dor) predominantemente nos dedos

dos pés, pés ou pernas; ou sinais - diminuição simétrica da sensibilidade distal ou diminuição inequívoca ou ausência de reflexos no tornozelo.

2. <u>DN provável.</u>

A presença de uma combinação de sintomas e sinais de neuropatia inclui quaisquer dois ou mais dos seguintes: sintomas neuropáticos, diminuição da sensibilidade distal ou diminuição inequívoca ou ausência de reflexos do tornozelo.

3. <u>DN confirmado.</u>

A presença de uma anomalia da NC e de um sintoma ou sintomas ou de um sinal ou sinais de neuropatia confirmam a DN. Se a NC for normal, pode ser utilizada uma medida validada da neuropatia de pequenas fibras.

A gravidade da DN foi classificada por Dyck(35) como

<u>Grau 0</u> = nenhuma anomalia da NC, por exemplo, desvio normal da S 5 NC <95° percentil ou outro critério NC adequado

<u>Grau 1a</u> = anormalidade da NC, por exemplo, S 5 NC normal desvia-se >95° percentil sem sintomas ou sinais

<u>Grau 1b</u> = Anomalia NC da fase 1a mais sinais neurológicos típicos de DSPN mas sem sintomas de neuropatia

<u>Grau 2a</u> = Anomalia NC do estádio 1a com ou sem sinais (mas se presente, <2b) e com sintomas neuropáticos típicos

<u>Grau 2b</u> = Anomalia NC da fase 1a, um grau moderado de fraqueza (ou seja, 50%) da dorsiflexão do tornozelo com ou sem sintomas de neuropatia.

Na perspetiva do doente, a gravidade da dor pode ser avaliada utilizando uma escala visual analógica ou uma escala de classificação numérica, como a escala de Likert de 11 pontos (0 = sem dor, 10 = pior dor possível)(25). A escala de Likert tem sido amplamente utilizada em estudos de dor neuropática. Há também uma série de escalas e questionários validados, incluindo o Inventário de Sintomas de Dor Neuropática, o Inventário Breve de Dor, o Questionário de Dor Neuropática e o Questionário de Dor McGill(36).

O aspeto mais importante da ND é a forma como esta afecta a qualidade de vida do doente. Para avaliar este aspeto, foi formulado um Questionário de Qualidade de Vida

Norfolk - Neuropatia Diabética (QOL-DN) com 47 itens(37). Os itens foram agrupados de acordo com as fibras pequenas, as fibras grandes e a função dos nervos autónomos, os sintomas e as actividades da vida diária (ADL). As pontuações nos domínios individuais foram agregadas para obter uma pontuação total. Idealmente, os resultados clínicos devem ser avaliados utilizando a melhoria relatada pelo doente nas escalas de dor e qualidade de vida, medida através de métodos validados.

1.3 Sintomas da neuropatia diabética

Na neuropatia diabética dolorosa (mais frequentemente associada ao subtipo de polineuropatia sensório-motora diabética), os doentes podem descrever dor em picada, dor profunda, ardor, eléctrica ou lancinante(38). A alodinia (sensações dolorosas a estímulos inócuos) e a hiperalgesia (aumento da sensibilidade a sensações dolorosas) são outras manifestações comuns da polineuropatia sensório-motora diabética(22,39). Também é observada dormência ou parestesia simétrica, principalmente nos membros inferiores distais(22). Os sintomas relevantes de cada subtipo de DN são descritos com mais pormenor na descrição destes subtipos (abaixo).

1.4 Factores que causam a neuropatia diabética

Anteriormente, pensava-se que a hiperglicemia era o único fator associado à ND. No entanto, mais recentemente, este pressuposto foi posto em causa, principalmente devido à discrepância entre a evolução da ND na diabetes tipo 1 e na diabetes tipo 2. No United Kingdom Prospective Diabetes Study (UKPDS), 3.867 indivíduos recém-diagnosticados com DM2 foram aleatorizados para tratamento intensivo com um agente hipoglicemiante oral ou insulina, ou para tratamento convencional com dieta. Após 10 anos, o tratamento intensivo resultou numa redução de aproximadamente 1% da HbA1c em relação ao tratamento convencional, mas não houve diferença significativa no desenvolvimento de ND entre os dois grupos, que tinham perfis lipídicos e de pressão arterial semelhantes(40). Um efeito estatisticamente significativo na ND acabou por ser observado nesta coorte, mas apenas aos 15 anos. Este resultado foi inicialmente inesperado, uma vez que contrasta com os resultados do DCCT em doentes diabéticos de tipo 1. No entanto, esta conclusão foi apoiada por um segundo estudo mais pequeno sobre a diabetes tipo 2, o Veterans Affairs Cooperative Study, que não demonstrou qualquer diferença na prevalência da ND quando comparou o controlo glicémico padrão e intensivo em 153 homens com diabetes tipo 2 durante um período de 2 anos(41). O ensaio Action to Control Cardiovascular Risk in Diabetes (ACCORD) mostrou apenas uma redução de 0,7% por ano no risco de desenvolver ND em doentes com diabetes tipo 2 no grupo tratado intensivamente(43). Além disso, apenas uma modesta redução de 5% do risco relativo foi observada após um seguimento mediano de 3,7 anos, mas este resultado não atingiu significância estatística. Em conjunto, estes estudos sugerem que outros factores independentes, para além do controlo glicémico, são críticos para o desenvolvimento da ND em doentes com diabetes tipo 2. O estudo prospetivo do grupo EURO-Diab indicou que, para além do controlo glicémico, a incidência de neuropatia está associada a um nível elevado de triglicéridos, ao índice de massa corporal, ao tabagismo e à hipertensão(44). Por conseguinte, foi proposto que, embora na diabetes de tipo 1 a hiperglicemia seja o principal fator de desenvolvimento da ND, a obesidade, a hipertensão, a dislipidemia, a inflamação e a resistência à insulina contribuem em igual ou maior grau do que a hiperglicemia na diabetes de tipo 2(45).

A obesidade, a hipertensão e a hiperlipidemia estão igualmente associadas ao fenómeno metabólico síndrome. Costa et al mostraram que, em doentes com diabetes tipo 2, aqueles que apresentam um maior número das quatro características da síndrome metabólica (hipertensão, dislipidemia, obesidade e microalbuminúria) têm uma maior prevalência de ND. A prevalência foi de 24% nos indivíduos com apenas uma caraterística, 32% com duas características, 49% com três características e 57% com quatro características(46). Isomaa e colaboradores compararam 85 doentes seleccionados aleatoriamente com a síndrome metabólica com 85 doentes diabéticos de tipo 2 sem esta síndrome, que foram comparados em termos de idade, sexo, duração da diabetes e controlo glicémico(47). Os doentes com síndrome metabólica apresentavam uma maior prevalência de neuropatia distal (16 vs 6%, p = 0,048). Curiosamente, os estudos japoneses não conseguiram encontrar uma influência significativa das concentrações sanguíneas de triglicéridos ou de colesterol na prevalência da neuropatia(48). Isto levanta a possibilidade de uma variação na patogenicidade da hiperlipidemia em diferentes grupos étnicos.

Os perfis lipídicos são geralmente anormais no início do curso da diabetes tipo 2, num padrão temporal que se correlaciona com a presença de neuropatia diabética(49). Em contraste, os perfis lipídicos são geralmente normais em doentes com Tipo 1 na altura do diagnóstico da diabetes(50). A dislipidemia desenvolve-se mais tarde no curso da diabetes tipo 1, e estes perfis lipídicos anormais coincidem com o início tardio e a progressão da neuropatia diabética(51). A ideia emergente de que a dislipidemia contribui para o desenvolvimento da neuropatia diabética pode explicar a incidência mais precoce da neuropatia diabética em indivíduos com diabetes tipo 2 em comparação com a diabetes tipo 1(52).

Uma das possíveis razões para a diferença na patogénese da ND na diabetes tipo 1 e 2 é a resistência à insulina. A resistência à insulina é definida como um estado de diminuição da capacidade de reação dos tecidos, como o músculo, o tecido adiposo e o fígado, aos níveis normais de insulina em circulação e é observada em doentes com diabetes tipo 2. Estes tecidos dependem da insulina para a absorção de glucose. Em contrapartida, os neurónios não dependem da insulina para a captação de glicose, mas são sensíveis à insulina. A insulina é um fator de crescimento essencial para os neurónios e desempenha um papel importante no desenvolvimento e sobrevivência dos neurónios(52). Uma nova hipótese é a de que os neurónios também podem desenvolver resistência à insulina e que a disfunção na sinalização da insulina pode levar a danos neuronais e à ND(45). Foi demonstrado que a resistência à insulina perturba a sinalização da insulina, fazendo com que os neurónios não respondam às propriedades neurotróficas da insulina(53). Isto torna os neurónios mais vulneráveis a insultos e danos metabólicos. O tratamento com insulina tem-se revelado benéfico na gestão da ND, o que é descrito em maior detalhe na secção sobre o tratamento.

1.5 Patogénese da neuropatia diabética

A ND é um grupo heterogéneo de doenças com uma patologia muito variável, o que sugere diferenças nos mecanismos patogénicos para as diferentes condições clínicas. síndromes(16). As alterações nervosas devem-se aos efeitos inter-relacionados das alterações metabólicas, vasculares e imunológicas, que são discutidas em pormenor mais adiante.

2.5. 1Patogénese metabólica

A hiperglicemia leva à incorporação de glicose nas proteínas (glicação proteica) de forma não enzimática através de uma reação de glicação não regulada(54). As diferentes proteínas que são glicadas incluem a hemoglobina, a albumina plasmática, as lipoproteínas, a fibrina e o colagénio. Todos estes produtos finais glicados formam gradualmente produtos proteicos reticulados denominados produtos finais de glicação avançada (AGE). Estes produtos são responsáveis por causar danos nos tecidos devido à sua reatividade e à ligação cruzada das proteínas(55). Os produtos de glicação podem acumular-se nos tecidos, produzindo doenças microvasculares por deposição direta nas membranas das células endoteliais ou pela geração de espécies reactivas de oxigénio (ROS) que contribuem para o stress oxidativo(56). A deposição de AGE foi demonstrada em nervos diabéticos humanos e animais, em todos os componentes dos tecidos nervosos periféricos(57,58). A deposição foi encontrada nos colagénios do estroma, nos axoplasmas das fibras nervosas e nas células de Schwann, bem como nos vasos endoneurais(59). A intensidade da deposição de AGE (detectada por imunorreacções de carboximetillysine) correlacionou-se bem com a redução da densidade das fibras nervosas mielinizadas(59). Assim, considerou-se que os AGE exercem processos prejudiciais no endoneuro através da toxicidade direta para os tecidos nervosos juntamente com a microangiopatia endoneurial(58). A glicação dos citoesqueletos axonais de tubulina e neurofilamentos causou a estagnação do transporte axonal, resultando em

degeneração das fibras(60). Além disso, a glicação do colagénio da membrana basal, da laminina e da fibronectina também causou uma diminuição dos esforços de regeneração nos nervos diabéticos(61).

A aminoguanidina, um inibidor da glicação, tem sido utilizada em modelos animais experimentais de diabetes. No modelo de diabetes do rato, a aminoguanidina mostrou uma melhoria da neuropatia diabética e da glicosilação não enzimática das proteínas dos nervos periféricos(62). No entanto, um estudo de 3 anos em babuínos diabéticos de tipo 1 não mostrou uma melhoria da velocidade de condução nervosa ou da disfunção autonómica com o tratamento com Aminoguanidina(63). Atualmente, não existem ensaios de controlo aleatórios em humanos para a Aminoguanidina na neuropatia diabética.

O stress oxidativo desempenha um papel importante na patogénese da ND. Na hiperglicemia, a produção de ROS ocorre como resultado da sobrecarga mitocondrial(64). Neurónios como os dos gânglios da raiz dorsal expressam o recetor para AGE (RAGE) e a exposição a AGE leva a stress oxidativo e a lesões que são parcialmente mediadas pela ativação do complexo nicotinamida adenina dinucleótido fosfato [NAD(P)H] oxidase(65). A exposição direta à hiperglicemia também leva à ativação da NAD(P)H oxidase(64). A atividade da NAD(P)H oxidase gera superóxido que promove a disfunção mitocondrial e a apoptose no contexto da inflamação, da neurodegenerescência e da aterosclerose(66). Ao longo do tempo, estes mecanismos actuam em conjunto com a acumulação de danos induzidos por ROS que prejudicam a função nervosa e resultam nos sinais e sintomas da neuropatia diabética(64,67).

Os defeitos no metabolismo dos polióis podem desempenhar um papel na patogénese da ND. A hiperglicemia persistente ativa a enzima aldose redutase, que converte a glicose em sorbitol, que é um poliol. O sorbitol é relativamente impermeável e acumula-se no nervo, criando uma condição hipertónica e subsequente acumulação de água(68,69). Isto pode levar a hipoxia endoneurial e stress oxidativo. Uma forma de o metabolismo dos polióis estar ligado à ND é através da deficiência de mio-inositol. Com a acumulação de sorbitol nas células, verificou-se que outros osmólitos, como o mio-inositol, a taurina e a adenosina, estavam empobrecidos no citoplasma. A deficiência de mio-inositol causou subsequentemente a depleção de fosfatidil-inositol e, em seguida, uma produção deficiente de trifosfato de adenosina (ATP), levando à redução da atividade da Na, K-ATPase e da atividade da proteína quinase C(70). A função deficiente da ATPase de sódio/potássio pode causar alterações axogliais e alterações da velocidade de condução nervosa(71). Os inibidores da aldose redutase podem prevenir a perda de mio-inositol do nervo, o que pode contribuir para o seu efeito benéfico na DN(72). No entanto,

A hiperglicemia grave pode causar alterações neuropáticas mesmo em ratinhos diabéticos deficientes em AR(73). Isto sugere que o metabolismo dos polióis é apenas uma parte do quadro geral da patogénese da ND. A lesão de isquemia/reperfusão pode desempenhar um papel na ND(74), uma vez que provoca a ativação dos polióis, levando a lesões tecidulares graves. De facto, a diabetes pode agravar as alterações patológicas da lesão de isquemia/reperfusão(75). Foi demonstrado que os inibidores da aldose redutase previnem estes danos(76).

É possível que as flutuações nos níveis de glicose desempenhem um papel na patogénese da DN dolorosa. Modelos experimentais de hiperglicemia aguda e grave podem produzir redução da velocidade de condução nervosa e contração axonal(69). Em dois pequenos estudos, verificou-se que os doentes com neuropatia dolorosa apresentavam uma maior flutuação dos níveis de glucose(77,78). Isto sugere que excursões glicémicas frequentes a partir do intervalo normal podem ter efeitos deletérios na função nervosa, embora sejam necessários estudos maiores para esclarecer melhor esta questão.

Outra etiologia da ND são as alterações induzidas pela hiperglicemia no metabolismo dos ácidos gordos. Na diabetes experimental, existe uma deficiência de ácido gama-linolénico que pode levar a anomalias no fluxo sanguíneo endoneural através de deficiências secundárias de ácido araquidónico e prostaglandinas(69). Sabe-se que os metabolitos do ácido gamalinolénico são importantes na estrutura das membranas nervosas, no fluxo sanguíneo nervoso e na condução nervosa(79). Foi demonstrada uma conversão deficiente do ácido linoleico em ácido gama-linolénico (GLA) na diabetes animal. A administração de GLA corrige a função nervosa deficiente em modelos animais de diabetes(80,81). Os ensaios clínicos de dietas enriquecidas em ácido linolénico revelaram igualmente um efeito benéfico(82,83).

2.5.2 Patogénese vascular

A diabetes induz alterações na microvasculatura, causando a síntese de proteínas da matriz extracelular e o espessamento da membrana basal capilar, que são as características patognomónicas da microangiopatia diabética(10). Estas alterações, em conjunto com os produtos finais da glicação avançada, o stress oxidativo, a inflamação de baixo grau e a neovascularização dos vasa vasorum podem levar a complicações macrovasculares. A lesão dos vasos sanguíneos neurais é um fator-chave na etiologia da neuropatia diabética. Os nervos periféricos são cobertos pelo perineuro, onde apenas algumas arteríolas transperineurais penetram no endoneuro(58). O suprimento vascular nos nervos periféricos é escasso; além disso, o fluxo sanguíneo pode ser comprometido por falta de autorregulação(84). Por conseguinte, os nervos periféricos são vulneráveis à isquémia. Os microvasos endoneurais estão firmemente ligados às células endoteliais na sua superfície interna, mas quando são destruídos, apresentam fugas e afectam os componentes do tecido endoneurial(85). Os vasos com fugas estão localizados principalmente em gânglios com vasos fenestrados. Os terminais nervosos do lado distal não estão cobertos pelo perineuro e são susceptíveis a lesões traumáticas. A inervação dos microvasos epineurais é afetada na diabetes, resultando numa diminuição do fornecimento de sangue aos nervos diabéticos(86). Os microvasos endoneurais apresentam membranas basais espessadas e multicamadas, detritos celulares de pericitos, bem como células endoteliais rompidas, que são as alterações estruturais mais salientes nos nervos diabéticos.

A densidade capilar endoneurial estava significativamente reduzida em doentes diabéticos com neuropatia grave, quando comparada com indivíduos de controlo(87). A espessura da membrana basal capilar, das células endoteliais e da barreira de difusão total (células endoteliais, pericitos, membrana basal) estava significativamente aumentada nos nervos dos doentes com neuropatia diabética grave, em comparação com os indivíduos do grupo de controlo. Como esperado, estes resultados levaram a uma redução da capacidade de difusão do oxigénio. Observou-se que as alterações no perineuro e no epineuro circundante se assemelham às observadas na vasculite dos nervos periféricos(88). Dyck et al notaram perda de fibras nervosas, uma diminuição do diâmetro mediano em fascículos que se iniciavam em regiões proximais do nervo e se estendiam para níveis distais(89). Este padrão era diferente do observado na doença metabólica difusa das células de Schwann, na degenerescência neuronal e na neuropatia de retorno. No entanto, foram encontrados achados semelhantes na neuropatia isquémica experimental induzida pela embolização de capilares nervosos. O material de autópsia de doentes com paralisia diabética do terceiro nervo craniano revela lesão fascicular central sugestiva de isquémia(90,91). Um estudo de autópsia de um diabético com neuropatia assimétrica proximal dos membros inferiores, realizado por Raff e colaboradores, mostrou infartos isquémicos dos troncos nervosos principais proximais da perna e do plexo lombossacro, com múltiplas áreas de diminuição da densidade de fibras mielinizadas a estes níveis(92). Foi sugerido neste estudo que todos os tipos assimétricos de neuropatia diabética, incluindo as paralisias dos nervos cranianos, as mononeuropatias e a mononeurite múltipla, são causados por enfartes no interior do nervo. Espécimes de biopsia de nervos de 33 doentes com neuropatia radiculoplexal lombossacra diabética foram comparados com controlos e observou-se o envolvimento de fibras motoras, sensoriais e autonómicas(93). Os resultados sugeriram que a lesão isquémica causada por vasculite microscópica explicava as características clínicas e as anomalias patológicas dos nervos. Além disso, foi observada desmielinização segmentar que é provavelmente secundária à distrofia axonal isquémica.

Os estudos acima referidos sugerem que a vasculite desempenha um papel na DN, o que leva a lesões isquémicas e a enfartes no nervo. A lesão assimétrica do nervo está frequentemente presente e também se observa desmielinização segmentar, o que afecta a velocidade de condução nervosa. Algumas das alterações patológicas foram revertidas com a suplementação de oxigénio em estudos com animais(94), enfatizando ainda mais o papel da lesão hipóxica na patogénese da DN.

2.5.   3Patogénese imunológica

A lesão nervosa imunomediada está a começar a ser entendida como um fator chave na patogénese da DN. Foi registado um aumento da densidade de linfócitos nos nervos de doentes com diabetes. Younger et al. examinaram biópsias do nervo sural de doentes diabéticos e verificaram que os nervos diabéticos continham uma média de 129 células CD3+ por secção de tecido, em comparação com 19 células em doentes com neuropatia crónica (emparelhados pela gravidade histológica da doença) e 0-5 células em nervos de controlo normais(95). Os infiltrados de células T nos nervos diabéticos eram predominantemente do tipo

Tipo de célula CD8+. Os linfócitos endoneurais activados expressaram citocinas imunorreactivas e antigénios da classe II da histocompatibilidade principal. Isto indica que as células T infiltrativas podem contribuir para a patogénese da neuropatia diabética através de uma variedade de mecanismos. Os níveis de anticorpos antinucleares (ANA) foram estudados numa análise caso-controlo de doentes diabéticos com e sem neuropatia, bem como de controlos saudáveis(96). A probabilidade de valores positivos de ANA no grupo com neuropatia foi 50 vezes superior quando comparada com os grupos de controlo. Foi observada uma correlação entre a presença de ANA e a manifestação neurológica da neuropatia, o que constitui mais uma prova da ligação entre as alterações mediadas pelo sistema imunitário e a DN.

1.6 Diagnóstico da neuropatia diabética

O diagnóstico precoce da ND é essencial para melhorar o prognóstico desta doença e para prevenir úlceras, amputação ou incapacidade do pé diabético. No entanto, os testes de diagnóstico da ND não estão normalizados devido à fisiopatologia variável da lesão nervosa, às manifestações clínicas díspares e às diferenças nos mecanismos de acordo com o tipo de diabetes, às comorbilidades e à história natural pouco clara da ND. Não existe nenhum teste clínico que permita prever quais os doentes em risco de agravamento dos sintomas da ND. O diagnóstico da DN dolorosa é clínico e baseia-se na descrição da dor pelo paciente(25). Os testes de cabeceira para cada modalidade sensorial, bem como as fibras nervosas e os receptores sensoriais envolvidos, estão descritos na Tabela 2. As fibras nervosas periféricas são classificadas em fibras Ap grandes e mielinizadas (propriocepção, vibração e pressão) e fibras A5 pequenas e pouco mielinizadas e fibras C não mielinizadas (entrada de calor e frio e entrada de nocividade com limiar elevado). As avaliações dos limiares de sensação de pressão, vibração, térmico e dor são utilizadas como ferramentas de rastreio para os doentes "em risco" de ulcerações nos pés.

Os testes de condução nervosa registam as respostas de condução nervosa sensitiva e motora com eléctrodos de superfície, utilizando equipamento comercial(97). Uma anomalia nos testes de condução nervosa, frequentemente subclínica, parece ser a primeira indicação quantitativa objetiva da DN(25).

Mais recentemente, a DN tem sido caracterizada através da medição das anomalias da transpiração, uma vez que estas constituem uma manifestação precoce da DN. O Sudoscan é um novo método para detetar a condutância eletroquímica da pele, que é proporcional ao número de glândulas sudoríparas funcionais(98). Utilizando eléctrodos, o Sudoscan mede a condutância eletroquímica da pele

Condutância das mãos e dos pés através de iontoforese inversa.

Enquanto um estímulo sensorial é um evento físico objetivo, a resposta é altamente subjectiva e depende da experiência do examinador, da cooperação do doente e de factores de confusão (idade, sexo, obesidade e consumo de tabaco ou álcool)(99). Isso difere de um estudo eletrofisiológico da velocidade de condução nervosa (VCN), em que o estímulo gera estímulos evocados independentes da resposta subjetiva. Esta é, portanto, uma das vantagens da utilização de métodos objectivos como os testes de condução nervosa e o Sudoscan na caraterização da DN.

Tabela 2: Exame clínico: Testes sensoriais à beira do leito para DN(16)

Sensorial Modalidade	Fibra nervosa	Instrumento	Sensorial associado Receptores
Vibração	Aβ (grande)	Afinação de 128 Hz Garfo	Mecanorreceptores do corpúsculo de Ruffini
Dor (picada de agulha)	C(pequeno)	Neurotips	Nociceptores para a dor e calor
Pressão	(grande)	1g e 10g Monofilamento	Corpusculo de Pacini

Toque ligeiro	(grande)	Fio de algodão	Corpusculo de Meissner
Frio	Aδ (pequeno)	Diapasão frio	Termorreceptores de frio

1.7 Métodos de estudo da neuropatia diabética

As biópsias do nervo sural têm sido utilizadas para estudar a ND desde há várias décadas(95). Mais recentemente, a biópsia de pele puncionada, imunomarcada com a proteína produto do gene (PGP)-9.5, tem sido utilizada para a avaliação da neuropatia periférica(100). O método é simples e minimamente invasivo, mas requer o equipamento de microscopia confocal de varrimento a laser e competências para a coloração e medição(58). Geralmente, utiliza-se a pele sobre o músculo da panturrilha, mas outros locais também podem ser utilizados.

Os axónios mais distais das pequenas fibras estão distribuídos na epiderme da pele e medeiam as sensações de dor ou picada. A diabetes altera as fibras nervosas na epiderme da pele, levando à distorção, torção, inchaço focal ou beading e, finalmente, ao desaparecimento das fibras nervosas(101,102). A redução foi encontrada mesmo em indivíduos com tolerância à glicose diminuída (IGT) e a extensão da perda de fibras foi marcada em pacientes diabéticos estabelecidos(103).

Relativamente à alteração da inervação epidérmica, foi agora desenvolvido um método não invasivo de avaliação da neuropatia utilizando a microscopia confocal da córnea(104). Com este método, pequenas fibras nervosas distribuídas na córnea podem ser observadas sem amostragem de tecido em condições reais(105). Os doentes diabéticos mostraram uma perda significativa de fibras nervosas, torção e aumento da ramificação na córnea.

A vantagem deste método é o facto de ser não invasivo e, por conseguinte, fácil de seguir através de observações repetidas. Além disso, pode ser utilizado para avaliar os benefícios da intervenção terapêutica na neuropatia diabética. Em doentes diabéticos de tipo 1 que tinham sido submetidos a um transplante de pâncreas, a reparação de pequenas fibras foi detectada no prazo de 6 meses após o transplante de pâncreas, utilizando a microscopia confocal da córnea(106).

1.8 Classificação da neuropatia diabética

Não existe um sistema de classificação universalmente aceite para a DN, o que tem dificultado a investigação, uma vez que os estudos utilizam frequentemente critérios diferentes, tornando difícil a comparação dos resultados entre estudos. Vinik et al(107) agruparam a DN em neuropatia de fibras grandes, neuropatia de fibras pequenas, neuropatia motora proximal, mononeuropatias agudas e paralisias de pressão. Estas categorias variam quanto ao grau de gravidade da perda sensorial (tato e vibração), dor, reflexo tendinoso e défice motor. Um outro método de classificação mais comum divide a ND em neuropatias simétricas e assimétricas(69) , o que será analisado em pormenor mais adiante.

1.8.1 Neuropatias simétricas

Isto inclui a polineuropatia simétrica distal (DSPN) e doenças raras como a caquexia neuropática diabética e a neuropatia hiperglicémica.

A polineuropatia simétrica distal (também designada polineuropatia sensório-motora diabética) é a forma mais comum de neuropatia diabética. Até 50% dos doentes com polineuropatia sensório-motora diabética são assintomáticos, pelo que não pode ser diagnosticada apenas pela história(108). É mais frequente com o aumento da idade e da duração da diabetes. Os primeiros sintomas são geralmente uma diminuição da sensibilidade ou formigueiro nos dedos dos pés. Podem surgir disestesias, geralmente dor em queimadura, embora a maioria dos doentes diabéticos com uma neuropatia sensorial distal não se queixe de desconforto significativo(69). Naqueles que sentem dor, os sintomas tendem a ser mais pronunciados à noite, mas, para além disso, os doentes podem sentir "sintomas negativos", como dormência ou uma sensação de "morte" nos pés. Pode haver instabilidade devido a uma perturbação da propriocepção e a uma função sensorial muscular anormal(109). Esta instabilidade pode resultar em quedas e na neuroartropatia de Charcot.

Ao exame clínico, os primeiros sinais de neuropatia podem ser a diminuição da vibração distal, do tato e da sensação de pinças, com reflexos reduzidos ou ausentes no tornozelo e no joelho(69). Existe normalmente uma perda sensorial simétrica em todas as modalidades numa distribuição em meia. Em casos graves, esta perda pode estender-se muito acima do tornozelo e pode envolver as mãos. Existe normalmente evidência electrofisiológica de envolvimento motor subclínico(69). Clinicamente, trata-se principalmente de uma neuropatia sensorial dependente do comprimento, sendo pouco frequente a existência de fraqueza motora distal significativa, embora possa ser observada uma pequena perda de massa muscular nos pés e nas mãos em casos avançados. Nalguns casos graves, os doentes podem apresentar um sinal de Romberg positivo(108). Quaisquer sinais motores pronunciados devem levantar a possibilidade de uma neuropatia não diabética, especialmente se forem assimétricos(110). Uma vez que a polineuropatia diabética é frequentemente acompanhada de alterações autonómicas distais (simpáticas), podem existir sinais clínicos de disfunção autonómica, incluindo pele quente e seca, na ausência de doença vascular periférica, e calosidades plantares em áreas de pressão(108).

A caquexia neuropática diabética é uma síndrome muito rara em que os doentes desenvolvem uma perda de peso profunda, uma neuropatia periférica sensorial simétrica e disestesias dolorosas nos membros e tronco, sem fraqueza associada(111). A presença de disestesias simétricas proximais ou tronculares associadas a perda de peso profunda devem ser pistas clínicas que apoiem o diagnóstico de caquexia neuropática diabética em vez da muito mais comum DSPN(69). O prognóstico é geralmente bom, e os doentes recuperam tipicamente o seu peso inicial com resolução dos sintomas sensoriais dolorosos no espaço de um ano.

A neuropatia hiperglicémica (também designada por neurite insulínica) é outro tipo muito pouco frequente de ND simétrica, geralmente caracterizada por dor aguda e intensa, degeneração dos nervos periféricos e disfunção autonómica após controlo glicémico intensivo(112). Esta situação é frequentemente paralela ao agravamento da retinopatia e resolve-se em semanas ou meses.

1.8.2 Neuropatias assimétricas/focais

1.8.2.1 Radiculoplexopatia lombossacra diabética

A neuropatia diabética multifocal assimétrica mais comum é a síndrome de radiculoplexopatia lombossacra (DLSRP). Anteriormente, era conhecida por vários outros nomes, como amiotrofia diabética, síndrome de Bruns-Garland, neuropatia femoral diabética e neuropatia diabética proximal. Afecta habitualmente um grupo de diabéticos mais idosos, mais frequentemente do sexo masculino, geralmente com mais de 50 anos e a maioria dos doentes tem diabetes mellitus tipo 2, embora também ocorra em diabéticos tipo 1(113). O desenvolvimento desta neuropatia não está frequentemente relacionado com o controlo da glicemia ou com a duração da intolerância à glicose. A DLSRP também pode ser a manifestação de apresentação que leva ao diagnóstico inicial de diabetes(114). Esta neuropatia começa com uma dor unilateral grave nas costas, anca ou coxa, que depois se estende para o outro lado no espaço de semanas a meses(113,115).

Características clínicas: Ao exame, há fraqueza dos flexores, adutores e extensores da anca, dos flexores e extensores do joelho e dos dorsiflexores e flexores plantares do tornozelo, de grau variável. Observa-se uma atrofia profunda dos músculos da coxa e, por vezes, dos músculos distais das extremidades inferiores. A fraqueza geralmente abrange vários níveis de raízes ou plexos e raramente é isolada numa única raiz ou nervo periférico(114). Eventualmente, o processo estabiliza e melhora gradualmente, embora a recuperação possa levar muitos meses. Em muitos casos, pode persistir algum grau de fraqueza permanente(116).

Investigações: A proteína do LCR está frequentemente elevada, geralmente entre 60-100 mg/dl, mas ocasionalmente chega a 400 mg/dl. A taxa de sedimentação de eritrócitos também pode estar elevada, mas normalmente é inferior a 50 mm/hora(114) . A RM com gadolínio pode mostrar realce da raiz nervosa(117).

Diagnóstico: A EMG com agulha revela potenciais de fibrilação abundantes nos músculos fracos proximais e distais da perna, bem como nos músculos paraespinhosos lombossacros(116).

Tratamento: O tratamento da DLSRP centra-se no controlo da dor e no controlo glicémico rigoroso, verificando-se uma melhoria espontânea ao longo de vários meses. A fisioterapia pode ajudar a melhorar a mobilidade funcional(114). A terapia imunomoduladora tem demonstrado ser benéfica, levantando a possibilidade de uma patogénese imunomediada desta doença. A imunoglobulina intravenosa, a prednisona, a ciclofosfamida, a troca de plasma e a azatioprina demonstraram ter resultados benéficos(118-120). Apesar de muitos meses de sintomas persistentes ou de progressão em alguns doentes com DLSRP, eventualmente todos os doentes apresentam espontaneamente uma resolução da dor e uma melhoria lenta da fraqueza(116). Em geral, considera-se que a DLSRP é auto-limitada e não requer o uso de corticosteróides ou imunomoduladores(121).

1.8.2.2 Radiculoplexopatia cervical/braquial

O envolvimento do plexo cervical/braquial é pouco frequente na DLSRP. Pode envolver a região cervical antes, depois ou simultaneamente com a síndrome lombossacra(122). Caracteriza-se por fraqueza dos membros superiores, afectando mais gravemente as mãos e os antebraços. O processo no membro superior é semelhante ao das pernas, com fraqueza e dor progressivas seguidas de recuperação espontânea. A dor está frequentemente presente, mas não é uma caraterística proeminente. É importante excluir outras doenças, pelo que os doentes podem necessitar de um exame do LCR para excluir doenças infecciosas   e neoplásicas(114). Na maioria dos doentes, os défices neurológicos nos braços melhoram espontaneamente após 2-9 meses.

1.8.2.3 Mononeurite múltipla

Raff et al utilizaram o termo mononeuropatia multiplex para descrever tipos assimétricos de neuropatia diabética associados a numerosos pequenos enfartes nos troncos nervosos periféricos(92). Mais recentemente, Pasnoor et al sugeriram que a descrição clínica dos seus sete casos apresentava uma DLSRP típica com envolvimento proximal e distal não confinado a um nervo individual(114). É pouco frequente os doentes diabéticos desenvolverem uma verdadeira mononeurite múltipla em que os nervos periféricos distais individuais, como o femoral, o peroneal, o tibial, o ulnar, o mediano ou o radial, são afectados de forma subaguda ou aguda. Por conseguinte, é possível que os casos classificados como mononeurite múltipla sejam, de facto, casos de DLSRP. No entanto, esta questão ainda não foi completamente resolvida, pelo que o termo mononeurite múltipla continua a ser amplamente utilizado na literatura.

1.8.2.4 Radiculopatia do tronco

Trata-se de uma forma focal de radiculopatia diabética que envolve raízes torácicas isoladas(123). É presumivelmente uma radiculopatia diabética focal que é semelhante à DLSRP, exceto que está localizada no tórax ou no abdómen(124,125). Os doentes desenvolvem dor abrupta ao longo de dias a semanas com disestesias graves num padrão dermatomal(114). Todos os pacientes apresentavam dor abdominal ou torácica intensa, com disestesias(126). A protrusão da parede abdominal é frequentemente observada(127). A dor está frequentemente associada a perda de peso acentuada. Em alguns pacientes, a dor pode não se irradiar inteiramente ao redor do tronco em um padrão radicular completo, mas os sintomas e sinais podem ocorrer em regiões menores e restritas que implicam em lesão dos ramos dorsal ou ventral ou de seus ramos medial ou lateral(128).

Diagnóstico: As conduções nervosas podem revelar anomalias relacionadas com a polineuropatia simétrica distal. Os achados da EMG com agulha incluem fibrilações nos músculos paraespinhosos ou da parede abdominal(126).

Evolução: A história natural é semelhante à da DLSRP, com persistência dos sintomas sensoriais durante semanas a meses, com resolução gradual

1.8.2.5 Neuropatia Craniana Diabética

A neuropatia craniana diabética envolve predominantemente o terceiro, quarto, sexto ou sétimo nervos cranianos. A paralisia do nervo é geralmente unilateral e a dor retro-orbitária acompanha cerca de metade dos casos. A pupila é poupada nas paralisias diabéticas do terceiro nervo, o que se deve ao facto de os axónios na periferia do nervo (que estão envolvidos na função pupilar) não serem afectados pelas alterações patológicas. Isto deve-se provavelmente a um fenómeno isquémico na parte central do nervo(90,129). Watanabe et al realizaram uma pesquisa com 1961 pacientes diabéticos e descobriram que dezenove (0,97%) tinham paralisia de nervos cranianos(130).

Destes dezenove pacientes, nove apresentavam paralisia facial, seis apresentavam paralisia do nervo oculomotor e dois apresentavam paralisia do nervo abducente. Em três doentes foram observadas paralisias dos nervos oculomotor e abducente. Em contraste, apenas cinco dos 3841 doentes não diabéticos (0,13%) apresentavam qualquer paralisia dos nervos cranianos e todos os cinco eram casos de paralisia facial.

Diagnóstico: O diagnóstico é geralmente feito clinicamente através da história e dos achados do exame, embora possam ser necessários estudos de imagem para excluir um AVC em alguns casos.

Evolução: A maioria dos doentes recupera completamente, com alguma evidência inicial de melhoria dentro de 2 a 3 meses(114).

1.8.2.6 Radiculoneuropatia troncular diabética

A radiculoneuropatia troncular diabética afecta doentes de meia-idade a idosos e tem uma predileção pelo sexo masculino. A dor é o sintoma mais importante e ocorre numa distribuição semelhante a uma cinta na parte inferior da parede torácica ou abdominal. Pode ser distribuída unilateralmente ou bilateralmente. A fraqueza motora é rara. A resolução ocorre geralmente dentro de 4 a 6 meses(16).

1.8.2.7 Neuropatia autonómica diabética

A neuropatia autonómica diabética é uma complicação grave e comum da diabetes, frequentemente negligenciada e mal diagnosticada. Trata-se de uma doença sistémica que pode ser assintomática nas fases iniciais. Anteriormente considerada erradamente como um acontecimento raro, sabe-se agora que é uma complicação grave e frequentemente subestimada da diabetes, uma vez que é uma doença sistémica que abrange um grande espetro de órgãos e conduz a um aumento significativo da morbilidade e da mortalidade. Além disso, nas fases iniciais, pode ser assintomática (especialmente em doentes jovens com diabetes tipo 1), o que impede o diagnóstico e o tratamento precoces(131). A neuropatia autonómica cardiovascular é a variante mais grave e é abordada mais detalhadamente em seguida. A neuropatia autonómica gastrointestinal está associada à gastroparesia e a neuropatia autonómica genitourinária está ligada à disfunção sexual e à bexiga neurogénica(132).

Neuropatia autonómica cardiovascular

A forma mais estudada e clinicamente importante de neuropatia autonómica diabética é a neuropatia autonómica cardiovascular (NAC), que é definida como o comprometimento do controlo autonómico do sistema cardiovascular em doentes com diabetes após exclusão de outras causas(25). No estudo EURODIAB Prospective Cohort Study de 2.787 doentes diabéticos de tipo 1, a NAC foi o mais forte preditor de mortalidade durante um seguimento de 7 anos, excedendo mesmo o efeito dos factores de risco cardiovascular tradicionais(133). As complicações potencialmente fatais da NAC incluem arritmias, isquemia miocárdica silenciosa e morte súbita. Os sinais de alerta precoce da NAC incluem a redução da variabilidade da frequência cardíaca durante a respiração profunda e o prolongamento do intervalo QT, que subsequentemente progride para taquicardia em repouso, tolerância ao exercício diminuída e diminuição da sensibilidade barorreflexa com consequente regulação anormal da pressão arterial e hipotensão ortostática(134). Os correlatos clínicos e os preditores da NAC incluem o controlo glicémico, a presença de ND, nefropatia e retinopatia, os níveis de pressão arterial, a obesidade, o tabagismo e os níveis de colesterol e triglicéridos(135,136).

Diagnóstico: Existem testes simples à beira do leito para diagnosticar a NAC usando a variabilidade da freqüência cardíaca, respostas à respiração, a manobra de Valsalva e a posição em pé(137). A medida da variabilidade da freqüência cardíaca de 24 horas pode ser mais sensível e confiável na deteção da NAC do que testes isolados, e também pode fornecer informações sobre padrões anormais de ritmos circadianos modulados pela atividade simpato-vagal. A medição simultânea, batimento a batimento, dos intervalos R-R e da PA é útil para detetar a sensibilidade espontânea do reflexo barorreceptor-cardíaco. As técnicas de radionuclídeos para mapeamento cardíaco (usando isótopos como o MIBG) quantificam diretamente a inervação simpática do miocárdio(137).

Tratamento: A melhoria do controlo glicémico é o tratamento chave para a neuropatia autonómica diabética. O treino de resistência combinado com alterações na dieta também se tem revelado benéfico(137). Atualmente, a hipotensão ortostática é gerida com Midodrine ou Fludrocortisona, embora estejam a ser avaliados remédios como a eritropoietina, os bloqueadores beta não selectivos, a piridostigmina, a clonidina e os análogos da somatostatina(134).

1.9 Diagnóstico diferencial da neuropatia diabética

Idealmente, o diagnóstico de DN deve ser efectuado após a exclusão de outras doenças que possam causar sintomas semelhantes. Frequentemente, estas patologias podem ser identificadas pela distribuição e natureza da dor, bem como por outras características clínicas. Algumas das características destas diferentes patologias são descritas abaixo(16):

Claudicação intermitente: A dor é exacerbada pela marcha, em contraste com a DN dolorosa. *Neuroma de Morton:* A dor e a sensibilidade estão localizadas no espaço intertarsal e são provocadas pela aplicação de pressão com o polegar no espaço intertarsal adequado.

Osteoartrite: A dor está confinada às articulações, piora com o movimento ou exercício das articulações e está associada a rigidez matinal que melhora com a deambulação.

Radiculopatia: A dor tem origem no ombro, braço, tórax ou costas e irradia para as pernas e pés.

Neuropatia de Charcot: A dor está localizada no local do colapso dos ossos do pé e o pé está quente em vez de frio, como acontece na neuropatia.

Fasceíte plantar: Há uma sensação de pontada ou ardor no calcanhar a cada passo e há uma sensibilidade requintada na planta do pé.

Síndrome do túnel do tarso: A dor e o entorpecimento irradiam de debaixo do maléolo medial para a planta do pé e localizam-se no lado interior do pé.

Estas condições contrastam com a dor da DN, que é bilateral, simétrica, cobre todo o pé e particularmente o dorso, e é pior à noite, interferindo com o sono.

O abuso de álcool, a uremia, o hipotiroidismo, a deficiência de vitamina B12, a doença arterial periférica, o cancro, as doenças inflamatórias e infecciosas e os medicamentos neurotóxicos estão também associados à neuropatia(16). Estas condições terão de ser excluídas antes de se atribuírem os sinais e sintomas de neuropatia à diabetes. Por conseguinte, deve ser obtida uma história clínica detalhada e devem ser procurados pormenores sobre qualquer traumatismo, cancro, perda de peso inexplicável, febre, abuso de substâncias ou infeção por VIH. Tal como recomendado para todos os doentes com polineuropatia simétrica distal, podem ser considerados testes laboratoriais de rastreio em doentes seleccionados com DSPN. Destes testes, a B12 sérica com os seus metabolitos e a eletroforese de imunofixação de proteínas séricas têm o maior rendimento de anomalias(16).

Capítulo 3

3. Tratamento da neuropatia diabética

O tratamento da DN está a evoluir à medida que aumenta o nosso conhecimento das diferentes facetas desta doença. As modalidades de tratamento actuais podem ser divididas em quatro categorias:

1) Melhorar o controlo da diabetes

2) Medicamentos e outros métodos para reduzir a dor da ND

3) Exercício

4) Medicamentos que têm como objetivo a fisiopatologia da ND

A melhoria do controlo da diabetes continua a ser a base do tratamento, complementada pela redução dos sintomas dolorosos através de medicamentos. Estudos mais recentes identificaram a importância do exercício físico na gestão da ND, independentemente da sua capacidade de melhorar o controlo glicémico. Além disso, começaram a estar disponíveis novas modalidades de tratamento que visam a fisiopatologia da ND.

5 .1 Melhorar o controlo da diabetes

O Diabetes Control and Complications Trial (DCCT) em 1441 doentes com diabetes tipo 1 demonstrou inequivocamente que um melhor controlo glicémico ajudou a alterar o curso da ND(138). O ensaio demonstrou que o controlo intensivo da diabetes

O tratamento intensivo, concebido para atingir níveis de glucose quase normais, atrasou ou impediu o desenvolvimento de retinopatia, nefropatia e neuropatia durante um período médio de tratamento de 6,5 anos. A neuropatia foi reduzida em 64% ao longo de 5 anos no grupo tratado intensivamente. Após a conclusão do DCCT, todos os participantes do estudo foram encorajados a manter ou iniciar a terapia intensiva. Foi então iniciado um segundo estudo, o estudo Epidemiology of Diabetes Intervention and Complications (EDIC), para estudar os efeitos a longo prazo do tratamento prévio nos resultados micro e macrovasculares(139). O grupo que tinha sido tratado intensivamente durante o DCCT e que tinha conseguido um controlo glicémico mais rigoroso apresentou uma prevalência mais baixa de neuropatia diabética do que o grupo convencional com base num questionário positivo (1,8 vs. 4,7%) ou em resultados de exames (17,8 vs. 28%)(140). Além disso, apesar de níveis semelhantes de controlo glicémico, os sintomas e sinais de neuropatia foram menos prevalentes no grupo intensivo anterior do que no grupo convencional. Um facto importante revelado pelo estudo EDIC foi que um controlo mais rigoroso prévio reduziu as probabilidades de desenvolver sintomas e sinais de neuropatia (utilizando os critérios do Michigan Neuropathy Screening Instrument) em 64% e 45%, respetivamente. Ao longo dos 8 anos de seguimento do estudo EDIC, foram observadas reduções de probabilidades semelhantes tanto para os sintomas neuropáticos (51%) como para os sinais neuropáticos (43%).

Estes dois estudos de referência mostram que um bom controlo glicémico da diabetes tipo 1 pode prevenir ou atrasar a neuropatia diabética. Além disso, os benefícios de manter um bom controlo durante um período de 6,5 anos tiveram benefícios a longo prazo, uma vez que a gravidade da neuropatia, bem como a probabilidade de a desenvolver, foi menor 8 anos mais tarde. Uma possibilidade para este facto é uma maior prevalência de neuropatia subclínica (definida como a ausência de sintomas, sinais ou critérios de eletrodiagnóstico para polineuropatia simétrica distal) no final do DCCT no grupo de tratamento convencional em comparação com o grupo de tratamento intensivo(141). Os doentes diabéticos de tipo 2 também beneficiam de um melhor controlo glicémico, uma vez que um estudo japonês demonstrou que o tratamento intensivo com insulina durante 6 anos melhorou a velocidade de condução nervosa (VNC) e o limiar de perceção de vibrações (VPT) em comparação com os doentes tratados convencionalmente(142).

A diabetes é caracterizada pela perda de sinalização da insulina, quer devido à deficiência de insulina (diabetes tipo 1), quer devido à resistência à insulina (diabetes tipo 2). Um número crescente de publicações já estabeleceu que a insulina é um potente fator neurotrófico que parece ser essencial para promover uma função neuronal adequada(143). A insulina reduziu a atrofia axonal e a distensão da mielina dos nervos periféricos em ratos diabéticos(144). Os doentes com uma neuropatia dolorosa tratados com uma infusão subcutânea contínua de insulina registaram um alívio dos sintomas neuropáticos(145). Foi igualmente observada uma melhoria nos testes sensoriais quantitativos e nas investigações electrofisiológicas. Os receptores de insulina são expressos tanto nos neurónios dos gânglios da raiz dorsal como nos nervos periféricos(146). Foi também demonstrado que a insulina tem qualidades neurotróficas dramáticas e a sinalização da insulina *in vivo* foi recentemente demonstrada em todo o sistema nervoso periférico em resposta à injeção intra-peritoneal de insulina em ratos(147). O papel da sinalização direta da insulina nos neurónios sensoriais e a forma como a perturbação desta sinalização pode ser um fator que contribui para a patogénese da DN é uma área de investigação em curso.

6 .2 Intervenções para o alívio da dor

Atualmente, existem inúmeras modalidades de tratamento para reduzir os sintomas dolorosos da DN. Estas consistem em medicamentos, estimulação eléctrica, toxina botulínica, acupunctura e outros métodos. A terapia combinada com dois ou mais agentes também tem sido explorada. Infelizmente, existem muito poucos estudos controlados sobre a eficácia da terapêutica combinada, pelo que esta não pode ser recomendada atualmente.

6.1.1 Medicamentos

Os medicamentos desta categoria melhoram os sintomas da ND dolorosa sem afetar as causas subjacentes ou a história natural. Ao considerar a utilização de medicamentos, deve ter-se em conta a idade do doente, os objectivos de qualidade de vida relacionados com a saúde, a função física e as comorbilidades, bem como os possíveis efeitos adversos da utilização de medicamentos.

Além disso, as dosagens dos medicamentos e a duração da terapêutica devem ser reguladas e tituladas com base no feedback regular do doente relativamente ao alívio da dor, à melhoria da função e aos efeitos adversos(148).

A Tabela 3 enumera as diferentes classes de medicamentos, as doses iniciais e máximas, os efeitos secundários importantes e as interacções medicamentosas.

Atualmente, apenas dois medicamentos, a Pregabalina (Lyrica) e a Duloxetina (Cymbalta), foram aprovados pela U.S. Food and Drug Administration (FDA) especificamente para o tratamento da DN(149).

6.1.1.1 *Anticonvulsivantes*

A pregabalina e a gabapentina são os dois fármacos mais utilizados desta classe. O mecanismo dos efeitos analgésicos da gabapentina no tratamento da dor neuropática

ainda não foi totalmente elucidado, embora tenham sido propostos os seguintes
mecanismos:

1) Efeitos no SNC (potencialmente ao nível da medula espinal ou do cérebro) devido
ao aumento da entrada inibitória das vias mediadas pelo GABA (reduzindo assim os
níveis de entrada excitatória)

2) Antagonismo dos receptores NMDA

3) Antagonismo dos canais de cálcio no SNC e inibição dos nervos periféricos Tanto
a gabapentina como a pregabalina foram classificadas como eficazes com nível de
evidência A pela Federação Europeia das Sociedades Neurológicas(150). Outros
anticonvulsivantes, como a lamotrigina e o valproato de sódio, foram classificados
como ineficazes no tratamento da DN(150).

6.1.1.2 *Antidepressivos tricíclicos*
Os dois mecanismos pelos quais os antidepressivos tricíclicos aliviam a dor incluem:

1) Inibição da recaptação de norepinefrina e/ou serotonina nas sinapses dos sistemas
centrais descendentes de controlo da dor

2) Antagonismo dos receptores *N-metil-D-aspartato*, que medeiam a hiperalgesia e a
alodinia(151).

Embora estes agentes continuem a ser o tratamento de primeira linha para a neuropatia
sintomática em muitos centros, a sua utilização é limitada devido à frequência e
gravidade dos efeitos secundários. A amitriptilina é o fármaco mais utilizado desta
classe.

6.1.1.3 *Inibidores selectivos da recaptação da serotonina*
Estes inibem a recaptação pré-sináptica da serotonina. Estudos sugerem que o
tratamento com Paroxetina(152), mas não com Fluoxetina(151), está associado a um
alívio considerável da dor. Do mesmo modo, o citalopram foi confirmado como eficaz
no alívio da dor neuropática, mas foi menos eficaz do que a imipramina(153). Em geral,
os inibidores selectivos da recaptação da serotonina são considerados mais bem
tolerados, mas menos eficazes do que os agentes tricíclicos, e não devem ser
considerados para monoterapia da neuropatia diabética(108,154).

6.1.1.4 *Opióides e medicamentos semelhantes a opióides*
Ensaios aleatórios controlados demonstraram os efeitos benéficos dos opiáceos, como

a oxicodona e o tramadol, na DN dolorosa(155). Uma revisão Cochrane de quatro ensaios que compararam o Tramadol com placebo mostrou uma redução significativa da dor neuropática com o Tramadol em doses diárias de 100 a 400 mg(156) com um NNT de 4 para um alívio da dor de pelo menos 50%. O Tapentadol de libertação prolongada (Nucynta ER), um medicamento semelhante a um opióide, foi aprovado pela FDA em 2012 para utilização no tratamento da dor neuropática geral(149). Dois ensaios aleatórios controlados demonstraram a eficácia e a segurança deste medicamento, que também foi bem tolerado(157,158).

Outra revisão Cochrane avaliou a eficácia da metadona, do levorfanol, da morfina e da oxicodona de libertação controlada e concluiu que a eficácia analgésica dos opióides na dor neuropática crónica era incerta devido a resultados inconclusivos de estudos de curto e longo prazo(159). Foi também referido que a utilização crónica de opióides conduz à tolerância e à hiperalgesia(160). As preocupações com a dependência, os efeitos secundários e o facto de não existirem provas suficientes do benefício da terapêutica crónica com opióides limitaram a sua utilização(149). Por estas razões, a monoterapia com opióides não é um tratamento de primeira linha e deve ser reservada para os doentes que não atingem os objectivos de alívio da dor e de melhoria funcional com outras terapêuticas.

3.2.1. 5Fármacos tópicos

Foi observada uma redução significativa da intensidade da dor com a terapêutica tópica com Capsaicina num ensaio em dupla ocultação controlado por placebo que envolveu 277 doentes(161) e foram também observados resultados semelhantes numa meta-análise(162). As preocupações sobre a desnervação epidérmica com a Capsaicina e a subsequente regeneração nervosa prejudicada limitaram a utilização deste medicamento(163). Foi demonstrado que o spray de dinitrato de isossorbida reduz a dor neuropática global e a sensação de ardor, mas não diminui outras modalidades sensoriais, como o formigueiro ou a hiperestesia(164). Foi demonstrado que os pensos de lidocaína a 5% aplicados durante 18 horas por dia melhoram os índices de dor e as classificações de qualidade de vida(165), tendo uma meta-análise concluído que podem ser tão eficazes como a pregabalina(166).

3.2. 2Estimulação eléctrica   da espinal medula

Foi demonstrado que a estimulação eléctrica da medula espinal alivia a dor neuropática diabética crónica(167). A sua utilização é limitada pela disponibilidade do estimulador elétrico, embora possa ser considerada em doentes com dor neuropática que não respondem ao tratamento convencional(25).

3.2. 3Estimulação eléctrica nervosa transcutânea

A estimulação eléctrica nervosa transcutânea (TENS) pode ser utilizada no tratamento da DN dolorosa. Embora os mecanismos exactos de analgesia proporcionados pela TENS não sejam totalmente claros, parecem estar relacionados com a modulação neural e o aumento da produção de opióides endógenos(168). Dois estudos demonstraram que os pacientes que receberam TENS apresentaram melhora nos escores de dor (redução de 3,17 para 1,44 em uma escala de 5 pontos)(169) e melhora na dormência, dor lancinante e alodinia(170). A terapia TENS tem sido dividida em TENS tradicional ou TENS tipo acupunctura, que se diferenciam com base na frequência da eletricidade e na sua duração (80Hz- 200ms e 2Hz-200ms, respetivamente). Um pequeno estudo cruzado concluiu que a TENS tipo acupunctura pode ser mais eficaz do que a TENS tradicional(171). O baixo número de pacientes nos estudos de avaliação da TENS é uma das limitações para discernir o benefício clínico desta modalidade de tratamento.

6.2.4 Vitamina B

Uma revisão da Cochrane que examinou estudos que trataram a neuropatia diabética com vitamina B concluiu que não havia provas suficientes para determinar se esta era benéfica ou prejudicial para o tratamento da neuropatia periférica, uma vez que só estavam disponíveis dados limitados de ensaios aleatórios(172). Outra revisão, que abrangeu 363 doentes em quatro estudos, não encontrou provas de que os suplementos orais de vitamina B12 melhorassem os sintomas clínicos da ND(173). Jovalt et al estudaram o efeito de um cocktail de vitaminas B1, B6 e B12 no alívio dos índices comportamentais de disfunção sensorial, como a alodinia e a hiperalgesia em ratos diabéticos(174). A contribuição relativa de cada uma das vitaminas foi também examinada. O tratamento diário repetido com o cocktail de vitaminas B durante 7-9 dias reduziu a alodinia tátil e a hiperalgesia provocada pela formalina de uma forma dependente da dose e também melhorou a velocidade de condução nervosa sensorial. A investigação da contribuição de cada uma das vitaminas B sugeriu que as três participaram com eficácia variável no alívio da dor após um tratamento prolongado, mas não com uma dose única. Quando administrada isoladamente, apenas a vitamina B6 melhorou o abrandamento da velocidade de condução nervosa sensorial em ratos diabéticos.

6.2.5 Toxina Botulínica

A neurotoxina botulínica (TB) tem sido utilizada como tratamento para a rigidez muscular excessiva, espasticidade e distonia há cerca de 40 anos, e foi recentemente utilizada para tratar vários tipos de dor neuropática(175). Um ensaio cruzado em dupla ocultação demonstrou uma redução significativa da escala visual analógica da dor nas semanas que se seguiram à injeção de TB em comparação com placebo(176). Outro ensaio de controlo aleatório demonstrou uma melhoria das pontuações relativas a choques eléctricos, ardor e formigueiro após a terapia com TB(177). Esta modalidade de tratamento pode ser promissora no futuro, assim que mais investigação clarificar a dose e a duração óptimas da terapia para aliviar a dor neuropática.

6.2.6 Acupunctura

A acupunctura tem sido utilizada para tratar a DN dolorosa há várias décadas. No entanto, uma revisão sistemática concluiu que não era possível tirar conclusões clinicamente relevantes sobre os seus benefícios devido aos elevados riscos de viés nos ensaios, incluindo o viés de publicação(178). Além disso, a maioria dos estudos tinha um número relativamente pequeno de pacientes. Uma meta-análise que utilizou um modelo de efeitos aleatórios de estimativa sumária mostrou um odds ratio combinado de 4,23 (intervalo de confiança de 95% 2,3-7,8; p< 0,001) que favorece a acupunctura em relação ao controlo dos sintomas neuropáticos(179). Embora a acupunctura mostre potencial, são necessários estudos maiores e mais bem desenhados com controlo por acupunctura simulada para caraterizar melhor o seu efeito e a sua utilização ideal.

6.2.7 Terapias alternativas para o alívio da dor

Várias terapias alternativas, como o Reiki, campos electromagnéticos pulsados, infravermelhos e laser, têm sido utilizadas para obter alívio da dor na DN, com resultados variáveis(180). Um estudo aleatório, semi-duplo-cego, controlado por placebo, que examinou o papel do Reiki no alívio da dor em 207 indivíduos com diabetes tipo 2 não mostrou qualquer benefício significativo(181). A exposição repetitiva e cumulativa a campos electromagnéticos pulsados (PEMF) de baixa frequência foi avaliada num estudo multicêntrico, aleatório, em dupla ocultação e controlado por placebo(182). Não se registou qualquer efeito positivo na modulação da dor com a duração do tratamento e as doses utilizadas. Um estudo demonstrou que o tratamento com infravermelhos monocromáticos melhora o equilíbrio e a sensibilidade dos pés em indivíduos com neuropatia periférica, reduzindo concomitantemente a dor neuropática(183). No entanto, um ensaio clínico maior, duplamente cego, aleatório e controlado por simulação não demonstrou qualquer benefício com a terapia por infravermelhos(184). O tratamento com o sistema de modulação eléctrica rítmica de frequência (FREMS) resultou numa redução significativa da dor em doentes com DN(185). O laser de baixa intensidade tem sido utilizado para tratar a dor crónica, mas foi considerado ineficaz na DN dolorosa(186). Quatro tratamentos com estimulação de fotões resultaram numa melhoria da dor, da sensação e da qualidade de vida na DN(187).

A maioria dos estudos que investigam terapias alternativas na DN tem limitações relacionadas com o método de estudo (como a representatividade da amostra e o número de doentes), a duração da exposição ao tratamento, a dosimetria e a medição da dor(180). Por conseguinte, não é possível fazer atualmente recomendações firmes para qualquer uma destas modalidades de tratamento. No entanto, espera-se que mais estudos ajudem a clarificar quais os tratamentos alternativos úteis, uma vez que podem desempenhar um papel nos doentes que têm efeitos secundários com medicamentos conhecidos. Podem também complementar as terapias existentes, proporcionando melhores resultados através de uma terapia combinada.

Tabela 3: Medicamentos utilizados na DN

Medicamentos	Dose inicial	Dose máxima	Efeitos secundários comuns	Interacções medicamentosas importantes	Significado

Anticonvulsivantes					
Pregabalina	300 mg divididos duas vezes por dia	600 mg divididos duas vezes por dia	Sonolência, tonturas, edema periférico	Pode aumentar os efeitos tóxicos dos depressores do SNC, dos SSRI, das tiazolidinas	Medicamento de primeira linha
Gabapentina	1.200 mg divididos três vezes ao dia	3.600 mg divididos três vezes ao dia	Sonolência, tonturas, aumento de peso		Medicamento de primeira linha
Antidepressivos tricíclicos					
Amitriptilina	10 mg por dia ao deitar	150 mg por dia ao deitar	Boca seca, insónia, dor de cabeça, tonturas	Pode aumentar os efeitos tóxicos dos depressores do SNC,	Medicamento de primeira linha
		ou dividida duas vezes por dia		Agentes prolongadores do intervalo QTc, SSRIs, erva de São João, sulfonilureias, tramadol e varfarina	
Inibidores da recaptação da serotonina-norepinefrina					
Duloxetina	60 mg por dia ou divididos duas vezes por dia	120 mg por dia ou divididos duas vezes por dia	Náuseas, sonolência, tonturas, obstipação	Pode aumentar os efeitos tóxicos dos depressores do SNC, agentes antiplaquetários, agonistas alfa e beta, anticoagulantes (por exemplo, varfarina), agentes antipsicóticos	Medicamento de 1ª linha

Venlafaxina	150 mg por dia	225 mg por dia	Náuseas, sonolência, tonturas, obstipação	Pode aumentar os efeitos tóxicos dos depressores do SNC e dos SSRIs	Medicamento de 2ª linha
Desvenlafaxina	200 mg por dia	400 mg por dia	Náuseas, sonolência, tonturas, obstipação		Medicamento de 2ª linha
Medicamentos do tipo opiáceo					
Tramadol	50 mg a cada 4 a 6 horas	100 mg de 6 em 6 horas (máximo de 400 mg por dia)	Prisão de ventre, náuseas, sonolência	Pode aumentar os efeitos tóxicos dos depressores do SNC e dos SSRIs	Medicamento de 2ª linha
Tapentadol ER	100 mg duas vezes por dia	250 mg duas vezes por dia	Náuseas, ansiedade, diarreia		
Medicamentos tópicos					
Adesivo de lidocaína a 5%	1 adesivo por dia	3 adesivos por dia	Não significativo em comparação com o placebo		Medicamento de 2ª linha

Capsaicina 0,075% creme	Quatro vezes por dia	NA	Queima no local de aplicação		Medicamento de 2ª linha
Dinitrato de isossorbida em spray	30 mg à hora de deitar aplicados na planta dos pés	NA			
Inibidores selectivos da recaptação da serotonina					
Citalopram	10 mg por dia	40 mg por dia			Medicamento de 3ª linha
Paroxetina	10 mg por dia	40 mg por dia			Medicamento de 3ª linha
Escitalopram	10 mg por dia	20 mg por dia			Medicamento de 3ª linha
Opiáceos					

Oxycodone de libertação controlada	10 mg por dia	40 mg por dia	Prisão de ventre, náuseas, sonolência	Pode aumentar os efeitos tóxicos dos depressores do SNC, inibidores da MAO e SSRIs	Medicamento de 3ª linha

7 .3 Exercício

Estudos recentes revelaram que o exercício físico tem efeitos benéficos na ND. O exercício proporciona benefícios multifactoriais na prevenção e tratamento da ND, estimulando o fluxo sanguíneo e a resposta à insulina, modificando o metabolismo lipídico e reduzindo a inflamação crónica(188,189). Verificou-se que a densidade de fibras nervosas intraepidérmicas melhora com o exercício em doentes com diabetes tipo 2 e síndrome metabólica(190). Os axónios cutâneos não mielinizados são vulneráveis a lesões físicas e metabólicas, mas também são capazes de se regenerar rapidamente(190).

Um pequeno estudo piloto relatou melhorias na dor e nos sintomas neuropáticos, bem como na ramificação das fibras nervosas cutâneas na biópsia da pele proximal, após um programa de exercício supervisionado de 10 semanas em 17 doentes com neuropatia periférica diabética.

Estes resultados são particularmente promissores tendo em conta a curta duração da intervenção, mas devem ser validados por comparação com um grupo de controlo em estudos futuros(68).

É possível que o tratamento com insulina desempenhe um papel sinérgico na mediação dos efeitos benéficos do exercício na DN. Os ratos que tinham diabetes induzida por estreptozotocina foram tratados com insulina e exercício. Os grupos tratados com insulina convencional e/ou com exercício tiveram um melhor resultado em termos de prevenção da progressão da neuropatia diabética do que os grupos tratados sem insulina e/ou com exercício(191). O tratamento combinado com insulina e exercício físico também melhorou a DN noutro estudo com animais(192).

Acredita-se que a falta de suporte neurotrófico contribui para o desenvolvimento da neuropatia diabética. Foi colocada a hipótese de o exercício melhorar a ND devido ao seu efeito nos factores neurotróficos. Foi demonstrado que as neurotrofinas aumentam no sistema nervoso central e periférico após o exercício(193). Observou-se que os ratos diabéticos apresentavam uma redução do fator neurotrófico derivado do cérebro (BDNF) e do fator de crescimento do nervo (NGF) nas raízes sensoriais e motoras(194). A expressão do NGF foi 7,1 vezes mais elevada nos ratos diabéticos submetidos a exercício do que no grupo de controlo saudável, indicando que a diminuição pode ser revertida através do treino de resistência(194). Outros estudos demonstraram que o exercício estimula a secreção do fator neurotrófico IL-6(195) e do BDNF(196).

Um dos mecanismos através dos quais o exercício melhora a neuropatia é através da via da IL-6. A IL-6 é libertada das células musculares em resposta ao exercício, o que levou à sua caraterização como uma mioquina(197). Neste papel, a IL-6 estimula a captação de glucose e/ou aumenta a sensibilidade à insulina(198). O exercício físico extenuante em humanos faz com que a concentração plasmática de IL-6 aumente até 128 vezes (maratonistas antes da corrida <1,0pg/mL, ~80pg/mL após a corrida), voltando a um valor próximo do basal em 4 horas(199). A investigação realizada com recurso ao exercício como tratamento para a DN revelou que a sinalização da interleucina-6 (IL-6) está associada a muitos benefícios positivos, como o aumento do fluxo sanguíneo e do metabolismo lipídico, a diminuição da inflamação crónica e a regeneração das fibras nervosas periféricas. Pensa-se que os efeitos benéficos da IL-6 estão parcialmente relacionados com uma melhoria da disfunção do endotélio vascular em ratos diabéticos, que afecta as fibras nervosas pequenas e grandes(200). Esta melhoria deve-se ao aumento do fluxo sanguíneo nervoso através da atividade do fator hiperpolarizante derivado do endotélio, um importante mediador da vasodilatação.

8 .4 Medicamentos que visam a fisiopatologia da ND

Atualmente, estão a ser investigados muitos medicamentos que melhoram a DN através da sua ação nos mecanismos fisiopatológicos que conduzem a esta doença. Nenhum deles foi ainda aceite como tratamento aprovado para a DN, embora esta situação possa mudar no futuro com a investigação em curso. Alguns dos medicamentos mais promissores são discutidos a seguir:

8.4.1 Fator de crescimento do nervo

A importância do NGF na ND foi referida na secção anterior. Foi proposto que uma diminuição do NGF endógeno derivado da pele pode contribuir para a etiologia da ND(201). No entanto, até à data, os ensaios clínicos com NGF não produziram qualquer benefício convincente. Num ensaio de Fase II, controlado por placebo, com NGF subcutâneo em 250 doentes com neuropatia diabética, o único parâmetro de avaliação que atingiu um significado estatístico definitivo foi a avaliação global dos sintomas dos doentes. No entanto, no ensaio de Fase III, de maior dimensão, não se registou qualquer benefício no grupo do NGF em qualquer parâmetro de avaliação(202).

8.4.2 Ácido alfa-lipóico

Pensa-se que o ácido alfa-lipóico atrasa ou inverte a neuropatia diabética periférica graças às suas múltiplas propriedades antioxidantes(203). O tratamento oral com ácido alfa-lipóico durante 5 semanas melhorou os sintomas e os défices neuropáticos em doentes com polineuropatia simétrica distal. Uma dose oral de 600 mg uma vez por dia parece fornecer a melhor relação risco/benefício(204). A sua eficácia foi igualmente demonstrada numa meta-análise(205).

8.4.3 L-Arginina

A arginina está ligada ao metabolismo do óxido nítrico, uma molécula vasodilatadora de origem endotelial(206). Como já foi referido, a disfunção endotelial conduz à progressão das complicações diabéticas, como a neuropatia. Foi colocada a hipótese de uma variação no metabolismo da arginina causada pela diabetes contribuir para o desenvolvimento e manutenção da dor neuropática. Foi demonstrado que a suplementação com L-Arginina previne o desenvolvimento de hiperalgesia mecânica, alodinia tátil e térmica em ratos diabéticos induzidos por estreptozocina com DN dolorosa(207).

8.4.4 Lipo-prostaglandina E1

Foi demonstrado que o alprostadil intravenoso (lipoprostaglandina E1) é eficaz no tratamento da ND dolorosa(208). Verificou-se que uma combinação de Prostaglandina E1 e ácido lipóico era superior à monoterapia com PGE1 ou ácido lipóico para melhorar os sintomas neuropáticos e as velocidades de condução nervosa em doentes com DN(209).

8.4.5 IL-6

O efeito benéfico da IL-6 induzida pelo exercício na DN já foi discutido anteriormente. Um relatório recente sugeriu que a IL-6 pode ser um tratamento eficaz para a proteção e/ou restauração da função dos nervos periféricos na ND quando administrada numa estratégia pulsátil de baixa dose para imitar a resposta natural do organismo ao exercício(20). A injeção de IL-6 em ratos diabéticos teve um efeito neuroprotector(210).

8.4.6 Inibidores da aldose redutase

O papel do metabolismo dos polióis na etiologia da ND já foi discutido anteriormente. Foi demonstrado que o Zenarestat, um inibidor da aldose redutase, melhora a atividade nervosa

velocidade de condução e perda de pequenas fibras nervosas mielinizadas na DN em humanos(211). Doses de Zenarestat que produziram >80% de supressão de sorbitol foram associadas a um aumento significativo na densidade de fibras mielinizadas de pequeno diâmetro (<5 um) do nervo sural. O tratamento a longo prazo com outro inibidor da aldose redutase, o Epalrestat, foi bem tolerado e atrasou eficazmente a progressão da neuropatia diabética, com melhoria dos sintomas associados(212).

8.4.7 Células estaminais mesenquimais

As células estaminais mesenquimais (MSCs) estão a emergir como uma nova terapia regenerativa para a neuropatia diabética devido à sua multipotência e à sua secreção parácrina de factores angiogénicos e neurotróficos(213). As MSC têm capacidade de auto-renovação e potencial para se diferenciarem em vários tipos de células, como adipócitos, condrócitos e osteoblastos, miócitos e neurónios(214). As terapias com MSC que visam elementos vasculares e neurais são vantajosas no tratamento da ND. As MSC transplantadas diferenciam-se nos locais alvo após o enxerto celular, o que leva a um aumento da expressão de factores neurotróficos e angiogénicos(213). As alterações subsequentes incluem o aumento da velocidade de condução nervosa e da densidade capilar, bem como a melhoria do fluxo sanguíneo e uma maior densidade de fibras nervosas. O resultado líquido de todas estas alterações é a melhoria da dor da ND. Atualmente, a terapia com MSC pode ser aplicada aos doentes que sofrem de sintomas intratáveis, exacerbação aguda ou doenças combinadas, como úlceras do pé diabético ou isquemia crítica dos membros(213). É pouco provável que a terapia com MSC se torne uma opção de tratamento padrão para todas as fases da ND, uma vez que estas fases são marcadas por diferentes alterações estruturais e funcionais.

Apesar dos avanços, há ainda uma série de obstáculos a ultrapassar para que a terapia com células estaminais possa ser implementada em grande escala. Estes incluem: (1) a determinação da dose ideal de administração, uma vez que a sobrevivência das células transplantadas é limitada (2) o risco de formação de tumores (3) a melhor via de transplante (4) se é mais adequada uma abordagem autóloga ou alogénica(213).

Capítulo 4

4. <u>Algoritmo para o tratamento da neuropatia diabética</u>

Atualmente, existem diferentes algoritmos para o tratamento da ND. Embora possam variar na escolha dos fármacos, os princípios fundamentais do tratamento permanecem semelhantes. Estes incluem o diagnóstico precoce, a melhoria do controlo da diabetes, o alívio da dor e a educação do doente. O tratamento deve ter em conta as comorbilidades do doente, as contra-indicações e os custos. O Special Interest Group on Neuropathic Pain (NeuPSIG) efectuou uma grande revisão sistemática e meta-análise sobre o tratamento da   neuropatia(215).

O algoritmo apresenta uma forte recomendação para utilização e proposta como tratamento de primeira linha na dor neuropática para os antidepressivos tricíclicos, os inibidores da recaptação da serotonina-noradrenalina, a pregabalina e a gabapentina; uma fraca recomendação para utilização e proposta como tratamento de segunda linha para os adesivos de lidocaína, os adesivos de alta concentração de capsaicina e o tramadol; e uma fraca recomendação para utilização e proposta como tratamento de terceira linha para os opióides fortes e a toxina botulínica. O algoritmo abaixo incorpora as evidências disponíveis(149,155,216):

<u>Passo 1:</u>

Excluir outras causas de neuropatia, estabelecer objectivos de tratamento e melhorar o controlo da diabetes

<u>Passo 2:</u>

Considerar a possibilidade de iniciar um dos medicamentos de primeira linha:

> Anticonvulsivantes: Pregabalina, Gabapentina Antidepressivos: Amitriptilina, Duloxetina

<u>Passo 3:</u>

Se for ineficaz, considerar a substituição por outro medicamento de primeira linha ou, em alternativa, substituir por um medicamento de segunda linha:

> SNRIs: venlafaxina ou desvenlafaxina
>
> Drogas do tipo opiáceo: Tramadol
>
> Tratamento tópico: Adesivo de lidocaína a 5% ou creme de capsaicina a 0,075

<u>Passo 4:</u>

Se os sintomas persistirem, pode ser considerada uma terapêutica de terceira linha:

> SSRIs: Citalopram ou Paroxetina ou Escitalopram

Opiáceos: Oxycodone de libertação controlada

Em certos casos, podem ser consideradas combinações de terapêuticas de primeira linha se a dor persistir apesar da monoterapia com diferentes medicamentos de primeira linha.

Capítulo 5

5. <u>Áreas de investigação futura</u>

Embora tenham sido feitos muitos progressos no tratamento da ND, esta continua a ser uma complicação difícil da diabetes, em parte porque muitas das opções de tratamento se centram no alívio da dor em vez de abordarem as causas profundas desta doença. Felizmente, este enfoque está agora a mudar e a investigação em curso sobre os mecanismos patogénicos irá provavelmente resultar em novas opções de tratamento nos próximos anos. As futuras vias de investigação incluem:

1) Uma caraterização mais aprofundada da grande variedade de alterações metabólicas nos nervos que conduzem à ND

2) Compreender a complexa interação de factores vasculares, metabólicos e imunológicos na etiologia da ND

3) Determinar quais as modalidades de tratamento da medicina alternativa que são eficazes e quais são complementares aos remédios existentes

4) Identificação de novos medicamentos que visem a disfunção endotelial, os danos oxidativos, os efeitos das citocinas, as alterações imunológicas e os factores neurotróficos

Bibliografia

King KM, Rubin G. A history of diabetes: from antiquity to discovering insulin (Uma história da diabetes: da antiguidade à descoberta da insulina). Br J Nurs. 2003 Oct;12(18):1091-5.

Bell JI, Hockaday TD. Diabetes Mellitus; Oxford Textbook of Medicine. Weatherall D.J., Ledingham J.G, Warrell D.A., editores. Oxford: Oxford University Press; 1996. 1448 p.

Federação Internacional de Diabetes. Atlas de diabetes da IDF - 7ª edição.

Alberti KGMM, Zimmet PZ. Definição, diagnóstico e classificação do diabetes mellitus e suas complicações. Parte 1: diagnóstico e classificação da diabetes mellitus. Relatório provisório de uma consulta da OMS. Diabet Med. 1998 Jul;15(7):539-53.

Reinauer H., Home P., Kanagasabapathy A., Heuck C. Laboratory Diagnosis and Monitoring of Diabetes Mellitus - WHO - OMS -. 2003.

Kyvik KO, Nystrom L, Gorus F, Songini M, Oestman J, Castell C, et al. A epidemiologia da diabetes mellitus tipo 1 não é a mesma nos jovens adultos e nas crianças. Diabetologia. 2004 Mar 1;47(3):377-84.

Karvonen M, Viik-Kajander M, Moltchanova E, Libman I, LaPorte R, Tuomilehto J. Incidence of childhood type 1 diabetes worldwide. Grupo do Projeto Diabetes Mondiale (DiaMond). Diabetes Care. 2000 Oct;23(10):1516-26.

Rosenbloom AL, Joe JR, Young RS, Winter WE. Emerging epidemic of type 2 diabetes in youth (Epidemia emergente de diabetes tipo 2 na juventude). Diabetes Care. 1999 Feb;22(2):345-54.

Orasanu G, Plutzky J. The Pathologic Continuum of Diabetic Vascular Disease (O contínuo patológico da doença vascular diabética). J Am Coll Cardiol. 2009 Feb 3;53(5):S35-42.

Chawla A, Chawla R, Jaggi S. Complicações microvasulares e macrovasculares na diabetes mellitus: Distinção ou continuidade? Indian J

Endocrinol Metab. 2016;20(4):546-51.

Paneni F, Beckman JA, Creager MA, Cosentino F. Diabetes e doença vascular: fisiopatologia, consequências clínicas e terapia médica: parte I. Eur Heart J. 2013 Aug;34(31):2436-43.

Fowler MJ. Microvascular and Macrovascular Complications of Diabetes. Clin Diabetes. 2008;26(2).

Krentz AJ, Clough G, Byrne CD. Interacções entre a doença microvascular e macrovascular na diabetes: fisiopatologia e implicações terapêuticas. Diabetes, Obes Metab. 2007 Nov;9(6):781-91.

Saldanha de Mattos Matheus A, Brito Gomes M. Doença macrovascular agressiva precoce e diabetes mellitus tipo 1 sem doença crónica complicações: um relato de caso. BMC Res Notes. 2013 Jun 6;6(1):222.

Stehouwer CD, Fischer HR, van Kuijk AW, Polak BC, Donker AJ. A disfunção endotelial precede o desenvolvimento de microalbuminúria em IDDM. Diabetes. 1995 May;44(5):561-4.

Vinik AI, Nevoret M-L, Casellini C, Parson H. Neuropatia diabética. Endocrinol Metab Clin North Am. 2013 Dez; 42 (4): 747-87.

Zilliox L, Russell JW. Tratamento da polineuropatia sensorial diabética. Curr Treat Options Neurol. 2011 Apr 28;13(2): 143-59.

Tesfaye S, Stevens LK, Stephenson JM, Fuller JH, Plater M, Ionescu-Tirgoviste C, et al. Prevalência da neuropatia periférica diabética e sua relação com o controlo glicémico e potenciais factores de risco: o EURODIAB IDDM Complications Study. Diabetologia. 1996 Nov;39(11):1377-84.

Dyck PJ, Kratz KM, Karnes JL, Litchy WJ, Klein R, Pach JM, et al. A prevalência por gravidade faseada de vários tipos de neuropatia diabética, retinopatia e nefropatia numa coorte de base populacional: o Rochester Diabetic Neuropathy Study. Neurology. 1993 Apr 1;43(4):817-24.

Cox AA, Sagot Y, Hedou G, Grek C, Wilkes T, Vinik AI, et al. Low-Dose Pulsatile Interleukin-6 As a Treatment Option for Diabetic Peripheral

Neuropathy. Front Endocrinol (Lausanne). 2017 maio 2;8.

Armstrong DG, Lavery LA, Harkless LB. Validação de um sistema de classificação de feridas diabéticas. A contribuição da profundidade, infeção e isquémia para o risco de amputação. Diabetes Care. 1998 May;21(5):855-9.

Peltier A, Goutman SA, Callaghan BC. Neuropatia diabética dolorosa. BMJ. 2014 May 6;348:g1799.

Partanen J, Niskanen L, Lehtinen J, Mervaala E, Siitonen O, Uusitupa M. Natural History of Peripheral Neuropathy in Patients with Non-InsulinDependent Diabetes Mellitus. N Engl J Med. 1995 Jul 13;333(2):89-94.

Abbott CA, Malik RA, van Ross ERE, Kulkarni J, Boulton AJM. Prevalência e características da neuropatia diabética dolorosa numa grande população diabética de base comunitária no Reino Unido. 2011;34(10).

Tesfaye S, Boulton AJM, Dyck PJ, Freeman R, Horowitz M, Kempler P, et al. Diabetic Neuropathies: Update on Definitions, Diagnostic Criteria, Estimation of Severity, and Treatments (Atualização das Definições, Critérios de Diagnóstico, Estimativa da Gravidade e Tratamentos). Diabetes Care. 2010 Oct 1;33(10):2285-93.

Freeman R. Nem toda a neuropatia na diabetes é de etiologia diabética: diagnóstico diferencial da neuropatia diabética. Curr Diab Rep. 2009 Dec;9(6):423-31.

Smith AG, Russell J, Feldman EL, Goldstein J, Peltier A, Smith S, et al. Lifestyle Intervention for Pre-Diabetic Neuropathy. Diabetes Care. 2006 Jun 1;29(6):1294-9.

Ziegler D, Rathmann W, Dickhaus T, Meisinger C, Mielck A, Grupo de Estudo KORA. Neuropathic Pain in Diabetes, Prediabetes and Normal Glucose Tolerance (Dor neuropática na diabetes, pré-diabetes e tolerância normal à glucose): The MONICA/KORA Augsburg Surveys S2 and S3. Pain Med. 2009 Mar 1;10(2):393-400.

Melton LJ, Dyck PJ. Diabetic Neuropathy. Dyck PJ, Thomas PK, Asbury AK, Winegrad AI PD, editor. Philadelphia: WB Saunders; 1987.

Dyck PJ, Giannini C. Alterações patológicas nas neuropatias diabéticas do ser humano: uma revisão. J Neuropathol Exp Neurol. 1996 Dec;55(12):1181-93.

Sinnreich M, Taylor B V., Dyck PJB. Neuropatias diabéticas. Neurologist. 2005 Mar;11(2):63-79.

Sango K, Mizukami H, Horie H, Yagihashi S. Impaired Axonal Regeneration in Diabetes. Perspetiva sobre o mecanismo subjacente a partir de estudos experimentais in vivo e in vitro. Front Endocrinol (Lausanne). 2017 Feb 1;8:12.

ADA. Associação Americana de Diabetes: Standards of medical care in diabetes- 2007 [Declaração de posição]. Diabetes Care. 2007;30:S4-41.

Treede R-D, Jensen TS, Campbell JN, Cruccu G, Dostrovsky JO, Griffin JW, et al. Neuropathic pain: Redefinição e um sistema de classificação para fins clínicos e de investigação. Neurology. 2008 Apr 29;70(18):1630-5.

Dyck PJ. Deteção, caraterização e estadiamento da polineuropatia: Avaliada em diabéticos. Muscle Nerve. 1988 Jan;11(1):21-32.

Cruccu G, Anand P, Attal N, Garcia-Larrea L, Haanpää M, J0rum E, et al. EFNS guidelines on neuropathic pain assessment. Eur J Neurol. 2004 Mar;11(3):153-62.

Vinik EJ, Hayes RP, Oglesby A, Bastyr E, Barlow P, Ford-Molvik SL, et al. The Development and Validation of the Norfolk QOL-DN, a New Measure of Patients' Perception of the Effects of Diabetes and Diabetic Neuropathy. Diabetes Technol Ther. 2005 Jun;7(3):497-508.

Apfel SC, Asbury AK, Bril V, Burns TM, Campbell JN, Chalk CH, et al. Sintomas sensoriais neuropáticos positivos como pontos finais em ensaios de neuropatia diabética. J Neurol Sci. 2001 Aug 15;189(1-2):3-5.

Boulton AJM, Malik RA, Arezzo JC, Sosenko JM. Neuropatias somáticas diabéticas. Diabetes Care. 2004 Jun;27(6):1458-86.

Controlo intensivo da glicemia com sulfonilureias ou insulina em comparação com o tratamento convencional e risco de complicações em doentes com diabetes tipo 2 (UKPDS 33). Grupo do UK Prospective Diabetes Study (UKPDS). Lancet (Londres, Inglaterra). 1998 Sep 12;352(9131):837-53.

Azad N, Emanuele N V, Abraira C, Henderson WG, Colwell J, Levin SR, et al. Os efeitos do controlo glicémico intensivo na neuropatia no estudo cooperativo VA sobre diabetes mellitus tipo II (VA CSDM). J Diabetes Complications. 1999;13(5-6):307-13.

Gæde P, Vedel P, Larsen N, Jensen GVH, Parving H-H, Pedersen O. Multifatorial Intervention and Cardiovascular Disease in Patients with Type 2 Diabetes. N Engl J Med. 2003 Jan 30;348(5):383-93.

Ismail-Beigi F, Craven T, Banerji MA, Basile J, Calles J, Cohen RM, et al. Effect of intensive treatment of hyperglycaemia on microvascular outcomes in type 2 diabetes: an analysis of the ACCORD randomised trial. Lancet. 2010 Aug 7;376(9739):419-30.

Tesfaye S, Chaturvedi N, Eaton SEM, Ward JD, Manes C, Ionescu-Tirgoviste C, et al. Vascular Risk Factors and Diabetic Neuropathy. N Engl J Med. 2005 Jan 27;352(4):341-50.

Callaghan BC, Hur J, Feldman EL. Neuropatia diabética. Curr Opin Neurol. 2012 Oct;25(5):536-41.

Costa LA, Canani LH, Lisbôa HRK, Tres GS, Gross JL. A agregação de características da síndrome metabólica está associada ao aumento da prevalência de complicações crónicas na diabetes tipo 2. Diabet Med. 2004 Mar;21(3):252-5.

Isomaa B, Henricsson M, Almgren P, Tuomi T, Taskinen M-R, Groop L. A síndrome metabólica influencia o risco de complicações crónicas em doentes com diabetes tipo II. Diabetologia. 2001 Sep 1;44(9):1148-54.

Yagihashi S, Yasuda H, Deguchi T. Estadiamento clínico da polineuropatia diabética e respectivos factores de risco para a gravidade. 20º Encontro Neurodiab, Estocolmo, 17-20 de setembro. 2010.

Clemens A, Siegel E, Gallwitz B. Global Risk Management in Type 2 Diabetes: Blood Glucose, Blood Pressure, and Lipids - Update on the Background of the Current Guidelines. Exp Clin Endocrinol Diabetes. 2004 Oct 25;112(9):493- 503.

Leiter LA. A prevenção das complicações microvasculares da diabetes: Existe um papel para a redução dos lípidos? Diabetes Res Clin Pract. 2005 Jun;68:S3-14.

Kempler P, Tesfaye S, Chaturvedi N, Stevens LK, Webb DJ, Eaton S, et al. Autonomic neuropathy is associated with increased cardiovascular risk factors: the EURODIAB IDDM Complications Study. Diabet Med. 2002 Nov;19(11):900-9.

Vincent AM, Callaghan BC, Smith AL, Feldman EL. Diabetic neuropathy: cellular mechanisms as therapeutic targets (Neuropatia diabética: mecanismos celulares como alvos terapêuticos). Nat Rev Neurol. 2011 Sep 13;7(10):573-83.

Kim B, McLean LL, Philip SS, Feldman EL. A hiperinsulinemia induz a resistência à insulina nos neurónios do gânglio da raiz dorsal. Endocrinology. 2011 Oct;152(10):3638-47.

Brownlee, M.D M. Advanced Protein Glycosylation In Diabetes And Aging (Glicosilação avançada de proteínas na diabetes e no envelhecimento). Annu Rev Med. 1995 Feb;46(1):223-34.

Kaur S, Pandhi P, Dutta P. Neuropatia diabética dolorosa: uma atualização. Ann Neurosci. 2011 Oct;18(4):168-75.

Feldman EL, Russell JW, Sullivan KA, Golovoy D. New insights into the patogénese da neuropatia diabética. Curr Opin Neurol. 1999 Oct;12(5):553-63.

Sugimoto K, Yasujima M, Yagihashi S. Role of advanced glycation end products in diabetic neuropathy (Papel dos produtos finais de glicação avançada na neuropatia diabética). Curr Pharm Des. 2008;14(10):953-61.

Yagihashi S, Mizukami H, Sugimoto K. Mecanismo da neuropatia diabética: Onde estamos agora e para onde ir? J Diabetes Investig. 2011 Feb 24;2(1):18- 32.

Sugimoto K, Nishizawa Y, Horiuchi S, Yagihashi S. Localização no nervo periférico diabético humano de aductos proteicos de N(épsilon)-carboximetil-lisina, um produto final de glicação avançada. Diabetologia. 1997 Dec;40(12):1380-7.

Yagihashi S. Pathology and pathogenetic mechanisms of diabetic neuropathy (Patologia e mecanismos patogénicos da neuropatia diabética). Diabetes Metab Rev. 1995 Oct;11(3):193-225.

Duran-Jimenez B, Dobler D, Moffatt S, Rabbani N, Streuli CH, Thornalley PJ, et al. Advanced Glycation End Products in Extracellular Matrix Proteins Contribute to the Failure of Sensory Nerve Regeneration in Diabetes. Diabetes. 2009 Dec;58(12):2893-903.

Yagihashi S, Kamijo M, Baba M, Yagihashi N, Nagai K. Effect of aminoguanidine on functional and structural abnormalities in peripheral nerve of STZ-induced diabetic rats. Diabetes. 1992 Jan;41(1):47-52.

Birrell AM, Heffernan SJ, Ansselin AD, McLennan S, Church DK, Gillin AG, et al. Anomalias funcionais e estruturais nos nervos de babuínos diabéticos de tipo I: o tratamento com aminoguanidina não melhora a função nervosa. Diabetologia. 2000 Jan;43(1):110-6.

Vincent AM, McLean LL, Backus C, Feldman EL. Short-term hyperglycemia produces oxidative damage and apoptosis in neurons. FASEB J. 2005 Jan 24;19(6):638-40.

Vincent AM, Perrone L, Sullivan KA, Backus C, Sastry AM, Lastoskie C, et al. Recetor for Advanced Glycation End Products Activation Injures Primary Sensory Neurons via Oxidative Stress. Endocrinology. 2007 Feb;148(2):548- 58.

Silver AE, Beske SD, Christou DD, Donato AJ, Moreau KL, Eskurza I, et al. Overweight and obese humans demonstrate increased vascular endothelial NAD(P)H oxidase-p47(phox) expression and evidence of endothelial oxidative stress. Circulation. 2007 Feb 6;115(5):627-37.

Feldman EL, Stevens MJ, Greene DA. Patogénese da neuropatia diabética. Clin Neurosci. 1997;4(6):365-70.

Kluding PM, Pasnoor M, Singh R, Jernigan S, Farmer K, Rucker J, et al. The effect of exercise on neuropathic symptoms, nerve function, and cutaneous innervation in people with diabetic peripheral neuropathy. J Diabetes Complications. 2012 Sep;26(5):424-9.

Pasnoor M, Dimachkie MM, Kluding P, Barohn RJ. Neuropatia diabética Parte 1. Neurol Clin. 2013 May;31(2):425-45.

Flier JS, Underhill LH, Greene DA, Lattimer SA, Sima AAF. Sorbitol, Phosphoinositides, and Sodium-Potassium-ATPase in the Pathogenesis of Diabetic Complications. N Engl J Med. 1987 Mar 5;316(10):599-606.

Greene DA, Lattimer SA. Comprometimento da adenosina trifosfatase sódio-potássio do nervo ciático do rato na diabetes aguda por estreptozocina e sua correção pela suplementação dietética com mio-inositol. J Clin Invest. 1983 Sep 1;72(3):1058-63.

Gillon KR, Hawthorne JN, Tomlinson DR. Myo-inositol and sorbitol metabolism in relation to peripheral nerve function in experimental diabetes in the rat: the effect of aldose reductase inhibition. Diabetologia. 1983 Oct;25(4):365-71.

Yagihashi S, Yamagishi SI, Mizukami H. O fenómeno de fuga da via do poliol para outras cascatas metabólicas pode estar subjacente ao atraso da condução nervosa em ratinhos deficientes em AR com hiperglicemia grave. São Francisco: 68ª Associação Americana de Diabetes; 2008.

Baba M, Nukada H, McMorran D, Takahashi K, Wada R, Yagihashi S. Falha de condução isquémica prolongada após reperfusão no nervo diabético. Muscle Nerve. 2006 Mar;33(3):350-5.

Nukada H, Lynch CDP, McMorran PD. Agravamento da lesão de

reperfusão na STZ-

nervo diabético. J PeripherNerv Syst. 2002 Mar;7(1):37-43.

Iwata K, Matsuno K, Nishinaka T, Persson C, Yabe-Nishimura C. Aldose reductase inhibitors improve myocardial reperfusion injury in mice by a dual mechanism. J Pharmacol Sci. 2006 Sep;102(1):37-46.

Oyibo SO, Prasad YDM, Jackson NJ, Jude EB, Boulton AJM. A relação entre as excursões de glicose no sangue e a neuropatia periférica diabética dolorosa: um estudo piloto. Diabet Med. 2002 Oct;19(10):870-3.

Cao Y, Xue Y, Shen J, Gao F, Luo X, Fu X, et al. [Associação da flutuação da glucose no sangue com a sensação de dor em doentes com neuropatia diabética dolorosa]. Nan Fang Yi Ke Da Xue Xue Bao. 2009 Oct;29(10):2104-6.

Horrobin DF. Ácidos gordos essenciais na gestão da função nervosa prejudicada na diabetes. Diabetes. 1997 Sep;46 Suppl 2:S90-3.

Cameron NE, Cotter MA. Comparação dos efeitos do ácido ascorbil gamalinolénico e do ácido gama-linolénico na correção de défices neurovasculares em ratos diabéticos. Diabetologia. 1996 Sep;39(9):1047-54.

Cameron NE, Cotter MA. Interação entre o stress oxidativo e o ácido gamalinolénico na função neurovascular deficiente dos ratos diabéticos. Am J Physiol. 1996 Sep;271(3 Pt 1):E471-6.

Jamal GA, Carmichael H. The effect of gamma-linolenic acid on human diabetic peripheral neuropathy: a double-blind placebo-controlled trial (O efeito do ácido gama-linolénico na neuropatia periférica diabética humana: um ensaio em dupla ocultação controlado por placebo). Diabet Med. 1990 May;7(4):319-23.

Keen H, Payan J, Allawi J, Walker J, Jamal GA, Weir AI, et al. Treatment of diabetic neuropathy with gamma-linolenic acid. The gamma-Linolenic Acid Multicenter Trial Group. Diabetes Care. 1993 Jan;16(1):8-15.

Smith DR, Kobrine AI, Rizzoli H V. Ausência de autorregulação no fluxo sanguíneo dos nervos periféricos. J Neurol Sci. 1977 Sep;33(3):347-52.

Sima AA, Nathaniel V, Prashar A, Bril V, Greene DA. Microvasos endoneurais na neuropatia diabética humana. Disjunção das células endoteliais e ausência de efeito do tratamento com um inibidor da aldose redutase. Diabetes. 1991 Sep;40(9):1090-9.

Beggs J, Johnson PC, Olafsen A, Watkins CJ. Innervation of the vasa nervorum: changes in human diabetics. J Neuropathol Exp Neurol. 1992 Nov;51(6):612-29.

Malik RA, Newrick PG, Sharma AK, Jennings A, Ah-See AK, Mayhew TM, et al. Microangiopatia na neuropatia diabética humana: relação entre as anomalias capilares e a gravidade da neuropatia. Diabetologia. 1989 Feb;32(2):92-102.

Johnson PC, Doll SC, Cromey DW. Patogénese da neuropatia diabética. Ann Neurol. 1986 May;19(5):450-7.

Dyck PJ, Karnes JL, O'Brien P, Okazaki H, Lais A, Engelstad J. A distribuição espacial da perda de fibras na polineuropatia diabética sugere isquémia. Ann Neurol. 1986 May;19(5):440-9.

Weber RB, Daroff RB, Mackey EA. Patologia da paralisia do nervo oculomotor em diabéticos. Neurology. 1970 Aug;20(8):835-8.

Asbury AK, Aldredge H, Hershberg R, Fisher CM. Paralisia oculomotora na diabetes mellitus: um estudo clínico-patológico. Brain. 1970;93(3):555-66.

Raff MC, Asbury AK. Mononeuropatia Isquémica e Mononeuropatia Multiplex na Diabetes Mellitus. N Engl J Med. 1968 Jul 4;279(1): 17-22.

Dyck PJ, Norell JE, Dyck PJ. Microvasculite e isquemia na neuropatia radiculoplexal lombossacra diabética. Neurology. 1999 Dec 10;53(9):2113-21.

Low PA, Tuck RR, Dyck PJ, Schmelzer JD, Yao JK. Prevention of some electrophysiologic and biochemical abnormalities with oxygen supplementation in experimental diabetic neuropathy. Proc Natl Acad Sci

U S A. 1984 Nov;81(21):6894-8.

Younger DS, Rosoklija G, Hays AP, Trojaborg W, Latov N. Diabetic peripheral neuropathy: a clinicopathologic and immunohistochemical analysis of sural nerve biopsies. Muscle Nerve. 1996 Jun;19(6):722-7.

Janahi NM, Santos D, Blyth C, Bakhiet M, Ellis M. Neuropatia periférica diabética, é uma doença autoimune? Immunol Lett. 2015 Nov;168(1):73-9.

Keyes RD. Estudos de condução nervosa e eletromiografia. Can Fam Physician. 1990 Feb;36:317-20.

Casellini CM, Parson HK, Richardson MS, Nevoret ML, Vinik AI. Sudoscan, a Noninvasive Tool for Detecting Diabetic Small Fiber Neuropathy and Autonomic Dysfunction (Sudoscan, uma ferramenta não invasiva para detetar neuropatia diabética de fibras pequenas e disfunção autonómica). Diabetes Technol Ther. 2013 Nov;15(11):948-53.

Won JC, Park TS. Recent Advances in Diagnostic Strategies for Diabetic Peripheral Neuropathy (Avanços recentes nas estratégias de diagnóstico da neuropatia periférica diabética). Endocrinol Metab. 2016 Jun;31(2):230.

McCarthy BG, Hsieh ST, Stocks A, Hauer P, Macko C, Cornblath DR, et al. Cutaneous innervation in sensory neuropathies: evaluation by skin biopsy. Neurology. 1995 Oct;45(10):1848-55.

Shun C, Chang Y, Wu H, Hsieh S, Lin W, Lin Y, et al. Desnervação da pele na diabetes tipo 2: correlações com a duração da diabetes e deficiências funcionais. Brain. 2004 Jul;127(7):1593-605.

Kennedy WR, Wendelschafer-Crabb G, Johnson T. Quantificação dos nervos epidérmicos na neuropatia diabética. Neurology. 1996 Oct;47(4):1042-8.

Smith AG, Ramachandran P, Tripp S, Singleton JR. Epidermal nerve innervation in impaired glucose tolerance and diabetes-associated neuropathy (Inervação do nervo epidérmico na tolerância à glicose diminuída e neuropatia associada à diabetes). Neurology. 2001 Nov

13;57(9):1701-4.

Malik RA, Kallinikos P, Abbott CA, van Schie CHM, Morgan P, Efron N, et al. Corneal confocal microscopy: a non-invasive surrogate of nerve fibre damage and repair in diabetic patients. Diabetologia. 2003 May 9;46(5):683-8.

Quattrini C, Tavakoli M, Jeziorska M, Kallinikos P, Tesfaye S, Finnigan J, et al. Surrogate Markers of Small Fiber Damage in Human Diabetic Neuropathy (Marcadores substitutos de danos em pequenas fibras na neuropatia diabética humana). Diabetes. 2007 Aug;56(8):2148-54.

Mehra S, Tavakoli M, Kallinikos PA, Efron N, Boulton AJM, Augustine T, et al. Corneal Confocal Microscopy Detects Early Nerve Regeneration After Pancreas Transplantation in Patients With Type 1 Diabetes. Diabetes Care. 2007 Oct 1;30(10):2608-12.

Vinik A., Mehrabyan A. Diabetic neuropathies. Med Clin North Am. 2004 Jul;88(4):947-99.

Rathur HM, Boulton AJM. Recent advances in the diagnosis and management of diabetic neuropathy (Avanços recentes no diagnóstico e tratamento da neuropatia diabética). J Bone Jt Surg - Br Vol. 2005 Dec 1;87-B(12): 1605-10.

van Deursen RW, Sanchez MM, Ulbrecht JS, Cavanagh PR. The role of muscle spindles in ankle movement perception in human subjects with diabetic neuropathy. Exp brain Res. 1998 maio;120(1):1-8.

Boulton AJM, Gries FA, Jervell JA. Guidelines for the diagnosis and outpatient management of diabetic peripheral neuropathy (Directrizes para o diagnóstico e tratamento ambulatório da neuropatia periférica diabética). Diabet Med. 1998 Jun;15(6):508-14.

Ellenberg M. Caquexia neuropática diabética. Diabetes. 1974 maio;23(5):418- 23.

Gibbons CH, Freeman R. Neuropatia diabética induzida pelo tratamento: Uma neuropatia autonómica dolorosa reversível. Ann Neurol. 2010

Apr;67(4):534-41.

Coppack SW, Watkins PJ. A história natural da neuropatia femoral diabética.

Q J Med. 1991 Abr;79(288):307-13.

Pasnoor M, Dimachkie MM, Barohn RJ. Neuropatia diabética - Parte 2. Neurol Clin. 2013 May;31(2):447-62.

Bastron JA, Thomas JE. Polirradiculopatia diabética: achados clínicos e electromiográficos em 105 pacientes. Mayo Clin Proc. 1981 Dec;56(12):725-32.

Barohn RJ, Sahenk Z, Warmolts JR, Mendell JR. A síndrome de Bruns-Garland (amiotrofia diabética). Revisitada 100 anos depois. Arch Neurol. 1991 Nov;48(11):1130-5.

O'Neill BJ, Flanders AE, Escandon SL, Tahmoush AJ. Polirradiculite lombossacra tratável mascarada de amiotrofia diabética. J Neurol Sci. 1997 Oct 22;151(2):223-5.

Krendel DA, Costigan DA, Hopkins LC. Tratamento bem-sucedido de neuropatias em pacientes com diabetes mellitus. Arch Neurol. 1995 Nov;52(11):1053-61.

Bradley WG, Chad D, Verghese JP, Liu H-C, Good P, Gabbai AA, et al. Plexopatia lombossacra dolorosa com taxa de sedimentação de eritrócitos elevada: A Síndrome inflamatória tratável. Ann Neurol. 1984 May;15(5):457-64.

Pascoe MK, Low PA, Windebank AJ, Litchy WJ. Neuropatia proximal diabética subaguda. Mayo Clin Proc. 1997 Dec;72(12):1123-32.

Said G, Elgrably F, Lacroix C, Planté V, Talamon C, Adams D, et al. Neuropatia diabética proximal dolorosa: lesões nervosas inflamatórias e resultado espontâneo favorável. Ann Neurol. 1997 Jun;41(6):762-70.

Katz JS, Saperstein DS, Wolfe G, Nations SP, Alkhersam H, Amato AA, et al. Envolvimento cervicobraquial na radiculoplexopatia diabética. Muscle Nerve. 2001 Jun;24(6):794-8.

Chiu HK, Trence DL. Neuropatia diabética, o grande mascarado: Neuropatia troncular que se manifesta como pseudohernia abdominal. Endocr Pract. 2006 May;12(3):281-3.

Sun SF, Streib EW. Neuropatia toracoabdominal diabética: Características clínicas e de eletrodiagnóstico. Ann Neurol. 1981 Jan;9(1):75-9.

Waxman SG, Sabin TD. Polineuropatia troncular diabética. Arch Neurol. 1981 Jan;38(1):46-7.

Kikta DG, Breuer AC, Wilbourn AJ. Dor nas raízes torácicas na diabetes: O espetro dos achados clínicos e electromiográficos. Ann Neurol. 1982 Jan;11(1):80-5.

Longstreth GF. Polirradiculopatia torácica diabética. Melhor Prática Res Clin Gastroenterol. 2005 Apr;19(2):275-81.

Stewart JD. Neuropatia troncular diabética: Topografia do défice sensorial. Ann Neurol. 1989 Mar;25(3):233-8.

Smith BE, Dyck PJ. Alterações histopatológicas subclínicas do nervo oculomotor na diabetes mellitus. Ann Neurol. 1992 Sep;32(3):376-85.

Watanabe K, Hagura R, Akanuma Y, Takasu T, Kajinuma H, Kuzuya N, et al. Características das paralisias de nervos cranianos em pacientes diabéticos. Diabetes Res Clin Pract. 10(1):19-27.

Verrotti A, Prezioso G, Scattoni R, Chiarelli F. Neuropatia Autonómica na Diabetes Mellitus. Front Endocrinol (Lausanne). 2014 Dec 1;5:205.

Deli G, Bosnyak E, Pusch G, Komoly S, Feher G. Diabetic Neuropathies: Diagnosis and Management. Neuroendocrinologia. 2013;98(4):267-80.

Soedamah-Muthu SS, Chaturvedi N, Witte DR, Stevens LK, Porta M, Fuller JH, et al. Relationship Between Risk Factors and Mortality in Type 1 Diabetic Patients in Europe: The EURODIAB Prospective Complications Study (PCS). Diabetes Care. 2008 Jul 1;31(7):1360-6.

Pop-Busui R. Neuropatia Autonómica Cardíaca na Diabetes: Uma perspetiva clínica. Diabetes Care. 2010 Feb 1;33(2):434-41.

Valensi P, Paries J, Attali JR, Grupo Francês de Investigação e Estudo da

Neuropatia Diabética. Cardiac autonomic neuropathy in diabetic patients: influence of diabetes duration, obesity, and microangiopathic complications--the French multicenter study. Metabolism. 2003 Jul;52(7):815-20.

Witte DR, Tesfaye S, Chaturvedi N, Eaton SEM, Kempler P, Fuller JH, et al. Factores de risco para neuropatia autonómica cardíaca na diabetes mellitus tipo 1. Diabetologia. 2005 Jan 24;48(1):164-71.

Vinik AI, Ziegler D. Neuropatia Autonómica Cardiovascular Diabética. Circulation. 2007 Jan 8;115(3):387-97.

Diabetes Control and Complications Trial Research Group, Nathan DM, Genuth S, Lachin J, Cleary P, Crofford O, et al. The Effect of Intensive Treatment of Diabetes on the Development and Progression of Long-Term Complications in Insulin-Dependent Diabetes Mellitus. N Engl J Med. 1993 Sep 30;329(14):977-86.

Epidemiologia das Intervenções e Complicações da Diabetes (EDIC). Conceção, implementação e resultados preliminares de um acompanhamento a longo prazo da coorte do Diabetes Control and Complications Trial. Diabetes Care. 1999 Jan;22(1):99-111.

Martin CL, Albers J, Herman WH, Cleary P, Waberski B, Greene DA, et al. Neuropatia na coorte do ensaio de controlo e complicações da diabetes 8 anos após a conclusão do ensaio. Diabetes Care. 2006 Feb;29(2):340-4.

Albers JW, Herman WH, Pop-Busui R, Martin CL, Cleary P, Waberski B, et al.

Neuropatia Subclínica entre os Participantes do Ensaio de Controlo e Complicações da Diabetes sem Neuropatia Diagnosticável na Conclusão do Ensaio: Possíveis preditores de neuropatia incidente? Diabetes Care. 2007 Oct 1;30(10):2613-8.

Ohkubo Y, Kishikawa H, Araki E, Miyata T, Isami S, Motoyoshi S, et al. A terapia intensiva com insulina previne a progressão de complicações microvasculares diabéticas em pacientes japoneses com diabetes mellitus não insulino-dependente: um estudo prospetivo aleatório de 6 anos. Diabetes Res Clin Pract. 1995 May;28(2):103-17.

Grote CW, Wright DE. A Role for Insulin in Diabetic Neuropathy [Um papel para a insulina na neuropatia diabética]. Front Neurosci. 2016 Dec 23;10:581.

Ozaki K, Yamano S, Matsuura T, Narama I. Neuropatia motora periférica melhorada por insulina em ratos WBN / Kob espontaneamente diabéticos. J Vet Med Sci. 2013 Oct;75(10):1323-8.

Boulton AJM, Drury J, Clarke B, Ward JP. Infusão Subcutânea Contínua de Insulina no Tratamento da Neuropatia Diabética Dolorosa. Diabetes Care. 1982;5(4).

Sugimoto K, Murakawa Y, Zhang W, Xu G, Sima AA. Insulin recetor in rat peripheral nerve: its localization and alternatively spliced isoforms. Diabetes Metab Res Rev. 16(5):354-63.

Grote CW, Ryals JM, Wright DE. Sinalização da insulina no sistema nervoso periférico *in vivo*. J Peripher Nerv Syst. 2013 Sep;18(3):209-19.

Spallone V, Lacerenza M, Rossi A, Sicuteri R, Marchettini P. Painful Diabetic Polyneuropathy. Clin J Pain. 2012 Oct;28(8):726-43.

Snyder MJ, Gibbs LM, Lindsay TJ. Treating Painful Diabetic Peripheral Neuropathy (Tratamento da Neuropatia Periférica Diabética Dolorosa): An Update. Am Fam Physician. 2016 Aug 1;94(3):227-34.

Callaghan BC, Cheng HT, Stables CL, Smith AL, Feldman EL. Neuropatia diabética: manifestações clínicas e tratamentos actuais. Lancet Neurol. 2012 Jun;11(6):521-34.

Max MB, Lynch SA, Muir J, Shoaf SE, Smoller B, Dubner R. Effects of Desipramine, Amitriptyline, and Fluoxetine on Pain in Diabetic Neuropathy (Efeitos da Desipramina, Amitriptilina e Fluoxetina na Dor na Neuropatia Diabética). N Engl J Med. 1992 May 7;326(19): 1250-6.

Sindrup SH, Gram LF, Br0sen K, Esh0j O, Mogensen EF. O inibidor seletivo da recaptação da serotonina paroxetina é eficaz no tratamento dos sintomas da neuropatia diabética. Pain. 1990 Aug;42(2):135-44.

Sindrup SH, Bjerre U, Dejgaard A, Br0sen K, Aaes-J0rgensen T, Gram LF. O inibidor seletivo da recaptação da serotonina citalopram alivia os sintomas da neuropatia diabética. Clin Pharmacol Ther. 1992 Nov;52(5):547-52.

Mendell JR, Sahenk Z. Neuropatia Sensorial Dolorosa. N Engl J Med. 2003 Mar 27;348(13):1243-55.

Jensen TS, Backonja M-M, Jiménez SH, Tesfaye S, Valensi P, Ziegler D. New perspectives on the management of diabetic peripheral neuropathic pain. Diabetes Vasc Dis Res. 2006 Sep 24;3(2):108-19.

Duehmke RM, Hollingshead J, Cornblath DR. Tramadol para dor neuropática. In: Duehmke RM, editor. Cochrane Database of Systematic Reviews. Chichester, Reino Unido: John Wiley & Sons, Ltd; 2006. p. CD003726.

Schwartz S, Etropolski M, Shapiro DY, Okamoto A, Lange R, Haeussler J, et al. Segurança e eficácia do tapentadol ER em doentes com neuropatia periférica diabética dolorosa: resultados de um ensaio aleatório, controlado por placebo. Curr Med Res Opin. 2011 Jan 17;27(1):151-62.

Vinik AI, Shapiro DY, Rauschkolb C, Lange B, Karcher K, Pennett D, et al. Um estudo aleatório de retirada, controlado por placebo, que avalia a eficácia e a tolerabilidade do Tapentadol de libertação prolongada em doentes com neuropatia periférica diabética dolorosa crónica. Diabetes Care. 2014 Aug;37(8):2302- 9.

McNicol ED, Midbari A, Eisenberg E. Opióides para a dor neuropática. In: McNicol ED, editor. Base de dados Cochrane de revisões sistemáticas. Chichester, Reino Unido: John Wiley & Sons, Ltd; 2013. p. CD006146.

Chang G, Chen L, Mao J. Opioid Tolerance and Hyperalgesia (Tolerância a opiáceos e hiperalgesia). Med Clin North Am. 2007 Mar;91(2):199-211.

Grupo de Estudo da Capsaicina. Tratamento da neuropatia diabética dolorosa com capsaicina tópica. Um estudo multicêntrico, em dupla ocultação, controlado por veículo. Arch Intern Med. 1991 Nov;151(11):2225-9.

Zhang WY, Li Wan Po A. A eficácia da capsaicina aplicada topicamente. Uma meta-análise. Eur J Clin Pharmacol. 1994;46(6):517-22.

Javed S, Alam U, Malik RA. Treating Diabetic Neuropathy: Present Strategies and Emerging Solutions (Estratégias actuais e soluções emergentes). Rev Diabet Stud. 2015;12(1-2):63-83.

Yuen KCJ, Baker NR, Rayman G. Treatment of chronic painful diabetic neuropathy with isosorbide dinitrate spray: a double-blind placebo-controlled cross-over study. Diabetes Care. 2002 Oct;25(10):1699-703.

Barbano RL, Herrmann DN, Hart-Gouleau S, Pennella-Vaughan J, Lodewick PA, Dworkin RH. Effectiveness, Tolerability, and Impact on Quality of Life of the 5% Lidocaine Patch in Diabetic Polyneuropathy (Eficácia, tolerabilidade e impacto na qualidade de vida do adesivo de lidocaína a 5% na polineuropatia diabética). Arch Neurol. 2004 Jun 1;61(6):914.

Snedecor SJ, Sudharshan L, Cappelleri JC, Sadosky A, Mehta S, Botteman M. Systematic Review and Meta-Analysis of Pharmacological Therapies for Painful Diabetic Peripheral Neuropathy (Revisão Sistemática e Meta-Análise de Terapias Farmacológicas para Neuropatia Periférica Diabética Dolorosa). Pain Pract. 2014 Feb;14(2): 167-84.

Tesfaye S, Watt J, Benbow SJ, Pang KA, Miles J, MacFarlane IA. Electrical spinal-cord stimulation for painful diabetic peripheral neuropathy (estimulação eléctrica da medula espinal para a neuropatia periférica diabética dolorosa). Lancet. 1996 Dec;348(9043):1698-701.

Han JS, Chen XH, Sun SL, Xu XJ, Yuan Y, Yan SC, et al. Effect of low- and high-frequency TENS on Met-enkephalin-Arg-Phe and dynorphin A immunoreactivity in human lumbar CSF. Pain. 1991 Dec;47(3):295-8.

Kumar D, Marshall HJ. Neuropatia periférica diabética: melhoria da dor com electroestimulação transcutânea. Diabetes Care. 1997 Nov;20(11):1702- 5.

Forst T, Nguyen M, Forst S, Disselhoff B, Pohlmann T, Pfützner A. Impact of low frequency transcutaneous electrical nerve stimulation on symptomatic diabetic neuropathy using the new Salutaris device. Diabetes Nutr Metab. 2004 Jun;17(3):163-8.

Upton GA, Tinley P, Al-Aubaidy H, Crawford R. A influência de parâmetros da estimulação eléctrica nervosa transcutânea no nível de dor percebido pelos participantes com neuropatia diabética dolorosa: A crossover study. Diabetes Metab Syndr Clin Res Rev. 2017 Abr;11(2): 113-8.

Ang CD, Alviar MJM, Dans AL, Bautista-Velez GGP, Villaruz-Sulit MVC, Tan JJ, et al. Vitamina B para o tratamento da neuropatia periférica. In: Ang CD, editor. Cochrane Database of Systematic Reviews. Chichester, Reino Unido: John Wiley & Sons, Ltd; 2008. p. CD004573.

Jayabalan B, Low L. Suplementação de vitamina B para neuropatia periférica diabética. Singapore Med J. 2016 Feb;57(2):55-9.

Jolivalt CG, Mizisin LM, Nelson A, Cunha JM, Ramos KM, Bonke D, et al. As vitaminas B aliviam os índices de dor neuropática em ratos diabéticos. Eur J Pharmacol. 2009 Jun 10;612(1-3):41-7.

Park J, Park H. Botulinum Toxin for the Treatment of Neuropathic Pain. Toxinas (Basileia). 2017 Ago 24;9(9):260.

Yuan RY, Sheu JJ, Yu JM, Chen WT, Tseng IJ, Chang HH, et al. Toxina botulínica para a dor neuropática diabética: A randomized double-blind crossover trial. Neurology. 2009 Apr 28;72(17):1473-8.

Ghasemi M, Ansari M, Basiri K, Shaigannejad V. Os efeitos das injecções intradérmicas de toxina botulínica tipo a nos sintomas de dor de doentes com neuropatia diabética. J Res Med Sci. 2014 Feb;19(2):106-11.

Chen W, Yang G, Liu B, Manheimer E, Liu J-P. Acupunctura Manual para o Tratamento da Neuropatia Periférica Diabética: A Systematic Review of

Randomized Controlled Trials. Baradaran HR, editor. PLoS One. 2013 Sep 12;8(9):e73764.

Dimitrova A, Murchison C, Oken B. Acupunctura para o Tratamento da Neuropatia Periférica: A Systematic Review and Meta-Analysis. J Altern Complement Med. 2017 Mar;23(3):164-79.

Franco LC, Souza LAF, Pessoa AP da C, Pereira LV. Terapias não-farmacológicas na dor neuropática diabética: uma revisão. Ata Paul Enferm. 2011;24(2):284-8.

Gillespie EA, Gillespie BW, Stevens MJ. Neuropatia diabética dolorosa: Impacto de uma abordagem alternativa. Diabetes Care. 2007 Apr 1;30(4):999-1001.

Weintraub MI, Herrmann DN, Smith AG, Backonja MM, Cole SP. Campos Electromagnéticos Pulsados para Reduzir a Dor Neuropática Diabética e Estimular a Reparação Neuronal: A Randomized Controlled Trial. Arch Phys Med Rehabil. 2009 Jul;90(7):1102-9.

Leonard DR, Farooqi MH, Myers S. Restauração da sensação, redução da dor e melhoria do equilíbrio em indivíduos com neuropatia periférica diabética: um estudo duplamente cego, aleatório e controlado por placebo com tratamento monocromático de infravermelhos próximos. Diabetes Care. 2004 Jan;27(1):168-72.

Lavery LA, Murdoch DP, Williams J, Lavery DC. A terapia de luz Anodyne melhora a neuropatia periférica na diabetes? Um estudo duplo-cego, controlado por simulação e randomizado para avaliar a fotoenergia infravermelha monocromática. Diabetes Care. 2008 Feb 1;31(2):316-21.

Bosi E, Conti M, Vermigli C, Cazzetta G, Peretti E, Cordoni MC, et al. Eficácia da estimulação neural electromagnética com modulação de frequência no tratamento da neuropatia diabética dolorosa. Diabetologia. 2005 May 15;48(5):817-23.

Zinman LH, Ngo M, Ng ET, Nwe KT, Gogov S, Bril V. Low-intensity laser therapy for painful symptoms of diabetic sensorimotor polyneuropathy: a controlled trial. Diabetes Care. 2004 Apr;27(4):921-4.

Swislocki A, Orth M, Bales M, Weisshaupt J, West C, Edrington J, et al. A Randomized Clinical Trial of the Effectiveness of Photon Stimulation on Pain, Sensation, and Quality of Life in Patients With Diabetic Peripheral Neuropathy. J Pain Symptom Manage. 2010 Jan;39(1):88-99.

Streckmann F, Zopf EM, Lehmann HC, May K, Rizza J, Zimmer P, et al. Estudos de Intervenção de Exercício em Pacientes com Neuropatia Periférica: A Systematic Review. Sport Med. 2014 Sep 14;44(9):1289-304.

Karstoft K, Pedersen BK. Exercício e diabetes tipo 2: foco no metabolismo e na inflamação. Immunol Cell Biol. 2016 Feb 16;94(2):146-50.

Singleton JR, Marcus RL, Lessard MK, Jackson JE, Smith AG. O exercício supervisionado melhora a capacidade de reinervação cutânea em pacientes com síndrome metabólica. Ann Neurol. 2015 Jan;77(1):146-53.

Lee EC, Kim MO, Roh GH, Hong SE. Efeitos do exercício físico na neuropatia em ratos diabéticos induzidos por estreptozotocina. Ann Rehabil Med. 2017 Jun;41(3):402.

Chen Y-W, Chiu C-C, Hsieh P-L, Hung C-H, Wang J-J. O treino em passadeira rolante combinado com insulina suprime a dor do nervo diabético e as citoquinas no nervo ciático do rato. Anesth Analg. 2015 Jul;121(1):239-46.

Sleiman SF, Henry J, Al-Haddad R, El Hayek L, Abou Haidar E, Stringer T, et al. O exercício promove a expressão do fator neurotrófico derivado do cérebro (BDNF) através da ação do corpo cetónico ß-hidroxibutirato. Elife. 2016 Jun 2;5.

Eslami R, Gharakhanlou R, Kazemi A, Dakhili AB, Sorkhkamanzadeh G, Sheikhy A. O treinamento de resistência compensa a deficiência de neurotrofina após a neuropatia diabética? Iran Red Crescent Med J. 2016 Aug 6;18(10):e37757.

Peake JM, Della Gatta P, Suzuki K, Nieman DC. Expressão e secreção de citocinas pelas células do músculo esquelético: mecanismos reguladores e efeitos do exercício. Exerc Immunol Rev. 2015;21:8-25.

English AW, Wilhelm JC, Ward PJ. Exercise, Neurotrophins, and Axon Regeneration in the PNS (Exercício, Neurotrofinas e Regeneração de Axónios no SNP). Physiology. 2014 Nov 1;29(6):437-45.

Febbraio MA, Pedersen BK. Produção e libertação de mioquinas induzidas pela contração: o músculo esquelético é um órgão endócrino? Exerc Sport Sci Rev. 2005 Jul;33(3):114-9.

Pedersen BK, Febbraio MA. O músculo como um órgão endócrino: Focus on Muscle- Derived Interleukin-6. Physiol Rev. 2008 Oct 1;88(4):1379-406.

Ostrowski K, Rohde T, Asp S, Schjerling P, Pedersen BK. Pro- and antiinflammatory cytokine balance in strenuous exercise in humans. J Physiol. 1999 Feb 15;515 (Pt 1):287-91.

Cotter MA, Gibson TM, Nangle MR, Cameron NE. Effects of interleukin-6 treatment on neurovascular function, nerve perfusion and vascular endothelium in diabetic rats. Diabetes, Obes Metab. 2010 Mar 22;12(8):689-99.

Anand P, Terenghi G, Warner G, Kopelman P, Williams-Chestnut RE, Sinicropi D V. The role of endogenous nerve growth fator in human diabetic neuropathy. Nat Med. 1996 Jun;2(6):703-7.

Apfel SC, Kessler JA, Adornato BT, Litchy WJ, Sanders C, Rask CA. Fator de crescimento do nervo humano recombinante no tratamento da polineuropatia diabética. Grupo de Estudo NGF. Neurology. 1998 Sep;51(3):695-702.

Vallianou N, Evangelopoulos A, Koutalas P. Alpha-lipoic Acid and diabetic neuropathy. Rev Diabet Stud. 2009;6(4):230-6.

Ziegler D, Ametov A, Barinov A, Dyck PJ, Gurieva I, Low PA, et al. O tratamento oral com ácido lipóico melhora a polineuropatia diabética sintomática: o ensaio SYDNEY 2. Diabetes Care. 2006 Nov 1;29(11):2365-70.

Ziegler D, Nowak H, Kempler P, Vargha P, Low PA. Tratamento da polineuropatia diabética sintomática com o antioxidante ácido alfa-lipóico: uma meta-análise. Diabet Med. 2004 Feb;21(2):114-21.

Stojanovic I, Djordjevic G, Pavlovic R, Djordjevic V, Pavlovic D, Cvetkovic T, et al. A importância da modulação do metabolismo da l-arginina em doentes diabéticos com polineuropatia simétrica distal. J Neurol Sci. 2013 Jan 15;324(1-2):40- 4.

Rondón LJ, Farges MC, Davin N, Sion B, Privat AM, Vasson MP, et al. A suplementação com l-arginina previne a alodinia e a hiperalgesia em ratos neuropáticos diabéticos dolorosos, normalizando a concentração plasmática de óxido nítrico e aumentando a concentração plasmática de agmatina. Eur J Nutr. 2017 Jul 19;

Hong L, Zhang J, Shen J. Eficácia clínica de diferentes doses de lipo-prostaglandina E1 no tratamento da neuropatia periférica diabética dolorosa. J Diabetes Complications. 2015 Nov;29(8):1283-6.

Jiang D-Q, Li M-X, Ma Y-J, Wang Y, Wang Y. Eficácia e segurança da terapia combinada de prostaglandina E1 mais ácido lipóico versus monoterapia para pacientes com neuropatia periférica diabética. J Clin Neurosci. 2016 May;27:8- 16.

Andriambeloson E, Baillet C, Vitte P-A, Garotta G, Dreano M, Callizot N. Interleukin-6 attenuates the development of experimental diabetes-related neuropathy. Neuropathology. 2006 Feb;26(1):32-42.

Greene DA, Arezzo JC, Brown MB, Group the ZS. Efeito da inibição da aldose redutase na condução nervosa e morfometria na neuropatia diabética. Grupo de Estudo Zenarestat. Neurology. 1999 Aug 11;53(3):580-91.

Hotta N, Akanuma Y, Kawamori R, Matsuoka K, Oka Y, Shichiri M, et al. Long-Term Clinical Effects of Epalrestat, an Aldose Reductase Inhibitor, on Diabetic Peripheral Neuropathy: The 3-year, multicenter, comparative

Aldose Reductase Inhibitor-Diabetes Complications Trial. Diabetes Care. 2006 Jul 1;29(7):1538-44.

Zhou JY, Zhang Z, Qian GS. Células estaminais mesenquimais para o tratamento da neuropatia diabética: um longo e árduo caminho desde a bancada até à clínica. Cell death Discov. 2016;2:16055.

Pittenger MF, Mackay AM, Beck SC, Jaiswal RK, Douglas R, Mosca JD, et al. Multilineage potential of adult human mesenchymal stem cells. Science. 1999 Apr 2;284(5411):143-7.

Finnerup NB, Attal N, Haroutounian S, McNicol E, Baron R, Dworkin RH, et al. Pharmacotherapy for neuropathic pain in adults: a systematic review and meta-analysis. Lancet Neurol. 2015 Feb;14(2):162-73.

Bril V, England J, Franklin GM, Backonja M, Cohen J, Del Toro D, et al. Diretriz baseada em evidências: Tratamento da neuropatia diabética dolorosa: Relatório da Academia Americana de Neurologia, da Associação Americana de Medicina Neuromuscular e Electrodiagnóstica e da Academia Americana de Medicina Física e Reabilitação. Neurology. 2011 May 17;76(20):1758- 65.

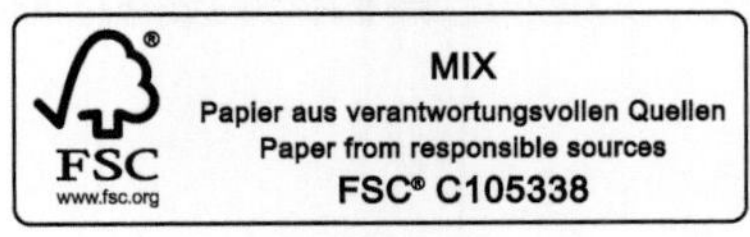

Printed by Books on Demand GmbH, Norderstedt / Germany